헬스걸 권미진의 성형보다 예뻐지는 다이어트

我瘦了
50公斤

U0027795

不復胖！

Oh My God!
我瘦了50公斤
第2彈

權尾珍 ◎著　林育帆 ◎譯

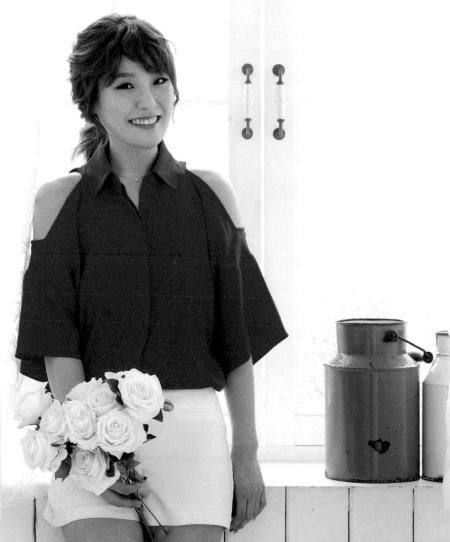

從小胖到大，我都能瘦 50 公斤，你一定也可以！

不久之前，在我身上發生一件哭笑不得的事，那就是找我拍攝廣告的廠商，強烈懷疑「妳真的是權尾珍嗎？」因為在我身上，絲毫沒有留下曾經胖到 103 公斤的痕跡。他們甚至很嚴肅的問我：「妳根本不是本人對吧？能否讓我們確認身分證？」我、經紀人哥哥、造型師姐姐，甚至是攝影師，都感到十分慌張，擔心這些人會以為我們是一群冒充「瘦身女孩權尾珍」的詐騙集團。

曾經 103 公斤的我，已成功瘦身 2 年 8 個月。這段期間，我出版第一本書《Oh My God！我瘦了 50 公斤》和大眾分享我的瘦身經驗與方法，並因此有幸榮獲「瘦身書暢銷作家」的頭銜；另外，我也經營部落格，與更多網友分享「權式瘦身祕訣」，並進行「尋找第二個權尾珍」的計畫，成功幫助五位女性減重。

最初，我的體重是 103 公斤，屬於高度肥胖；減肥時也曾面臨停滯期，不論怎樣少吃多動，都瘦不下來，為此還導致飲食障礙，對「吃」這件事情感到恐懼；成功減肥後，我與其他減重者一樣，也面臨「復胖」的困擾，產生體重不斷上上下下的「溜溜球效應」。**正是因為至今我碰到的所有減肥難題，最終都成功克服，直到今日仍保持 50.5 公斤的體態，所以我相信「沒有做不到的事」，也很樂於分享自己的經驗**，能幫助有減重困擾的朋友們，我感到十分開心。

✿ 瘦身後，「體態維持」比數字還重要

身邊的人經常跟我說：「如果妳瘦下來，一定很漂亮。」因此我一直以為，只要我瘦下來，就會像全智賢、宋慧喬、金泰希一樣，變成超超超超超級大美女。但是，我發現從 103 公斤的大尾珍變成 50.5 公斤的小尾珍，只是「體積縮小」了，體態、氣色卻比以前還差，甚至看起來有些弱不禁風、沒精神。更令人難過的是，我還曾聽到有人說「妳胖胖的比較可愛」、「妳看起來好老啊！」之類的話。我可是拼死拼活，瘦了 50 公斤啊！為什麼都沒人說「妳真漂亮！」呢？（淚）

我也曾接到許多整型醫生的電話，對方說：「如果妳願意成為我們醫院的模特兒，我們會支付所有醫療費用，為妳做全身的整型手術。」老實說，剛開始聽到時有些心動，或許「單純減重」根本無法變成美女，需要靠一些其他的方法才行。

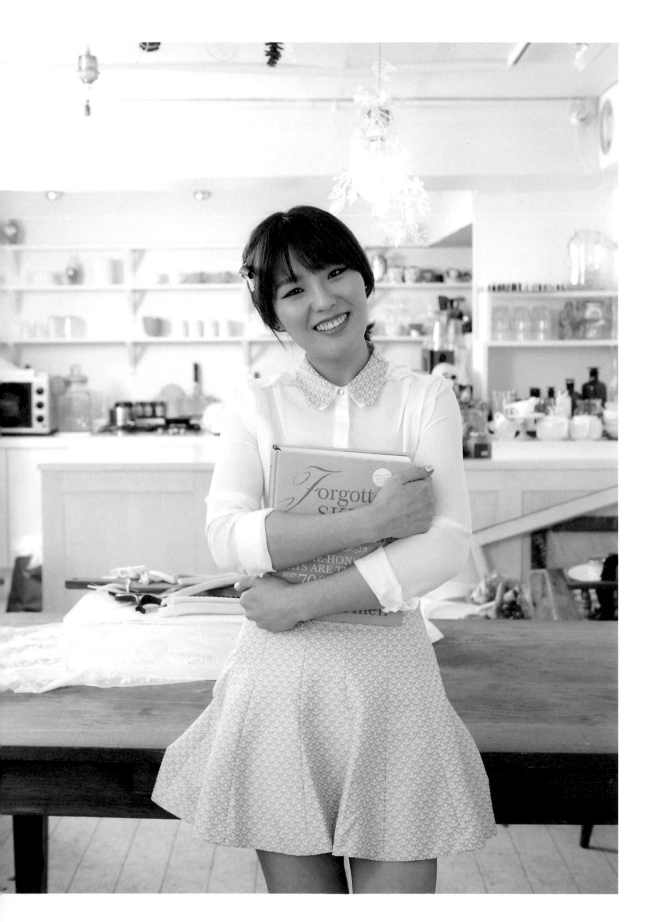

可是，我馬上就忘記這些誘惑與閒言耳語，我反問自己：「以前胖嘟嘟的時候都不覺得醜，為什麼瘦下來後，反而覺得自己奇醜無比呢？」是不是我的心態有問題呢？

雖然我羨慕天生麗質的人，但是也不應該因為沒有相同條件，就埋怨、難過。**因為我是「天生不美麗」的權尾珍，所以，「美」在我身上有許多定義與可能性。**「整型」並不是不好，而是一旦動了手術，我就再也無法回到原來的那個我，我想挑戰自己，了解權尾珍的極限到底在哪裡。

為此，我替自己定下目標，為「漂亮」盡最大努力！我開始研究比減重更困難的「體態維持」，嘗試各種健身運動與健康減重食譜，雖然更辛苦，反而感到更幸福。看著每日努力多少，就漂亮多少的自己，感到相當快樂，生活也更充實。如今，有沒有人稱讚我「變漂亮」，一點也不重要，而是我真的開始改變，朝美麗的路上大步邁進了。

✿ 停滯期不代表失敗，流下的汗水絕不會背叛你

雖然當初參加〈瘦身女孩〉的減肥單元，純粹是為了「減輕體重」，但額外的收穫卻超乎想像，我成功瘦了 50 公斤後，世界也變得不一樣了。記得有一次上廣播節目時，主持人問我：「瘦身後心情如何？」我回答：「好像重生一樣，我開始明白活著的理由。」成功減重的我，身體就像被按了重新設定鍵，一切歸零並重新開始，無法用簡單的一兩句話跟大家說明我的改變。如今的我，正在享受這不可思議的改變，但願更多人也能體驗這樣的奇幻旅程。

減肥期間，儘管我對自己的變化感到興奮又激動；卻也曾因過於勞累而哭過許多次，甚至想要放棄。然而，我不僅熬過去了，也找出解決問題的對策與方法。因為，**停滯並不代表減肥失敗，只要突破難關，一定可以跟討人厭的脂肪說再見。**

如果說 IU 有三段高音，那我權尾珍就有三段變化。從 103 公斤的超級肥胖女，變成 58.5 公斤的平凡女孩；再從 58.5 公斤變成 50.5 公斤的健美女孩；不用整型，也能健康快樂地變漂亮。

各位，如果瘦下來的你不想聽見「你以前比較好看……」等令人喪氣的話，就請熟讀我的兩本書吧！我的第一本書《Oh My God！我瘦了 50 公斤》是在解決減肥時會遇到的基本問題；這本《我瘦了 50 公斤，不復胖！》則收錄權尾珍的減肥心路歷程，與減肥後如何保持體態與美麗的方法。這些文字都是我減重過程中的重要支柱，是它們讓現在的權尾珍得以存在，快樂健康的站在大家面前。

減肥、瘦身、變漂亮的這條路上，我仍處在不熟練且不夠完美的現在進行式中，因此，若想要和權尾珍一起成為綻放奇蹟花朵的主角，就快點打開本書，從現在開始努力。

　　但願我用心分享的故事，能化作各位的力量，我做到了，而正在讀這本書的你，也一定能做到。走！我們出發囉～

權尾珍

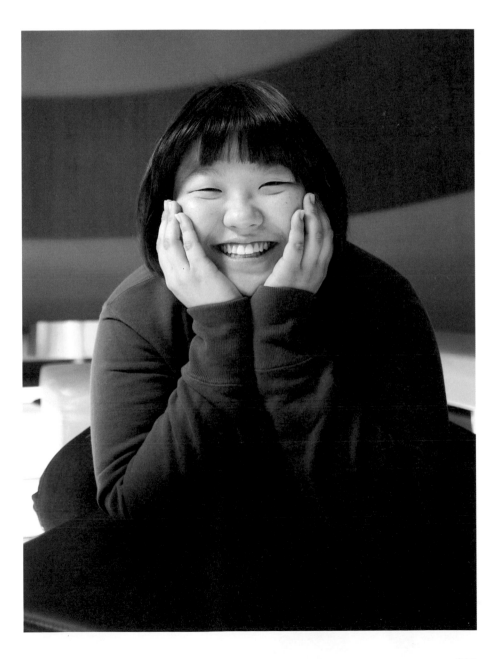

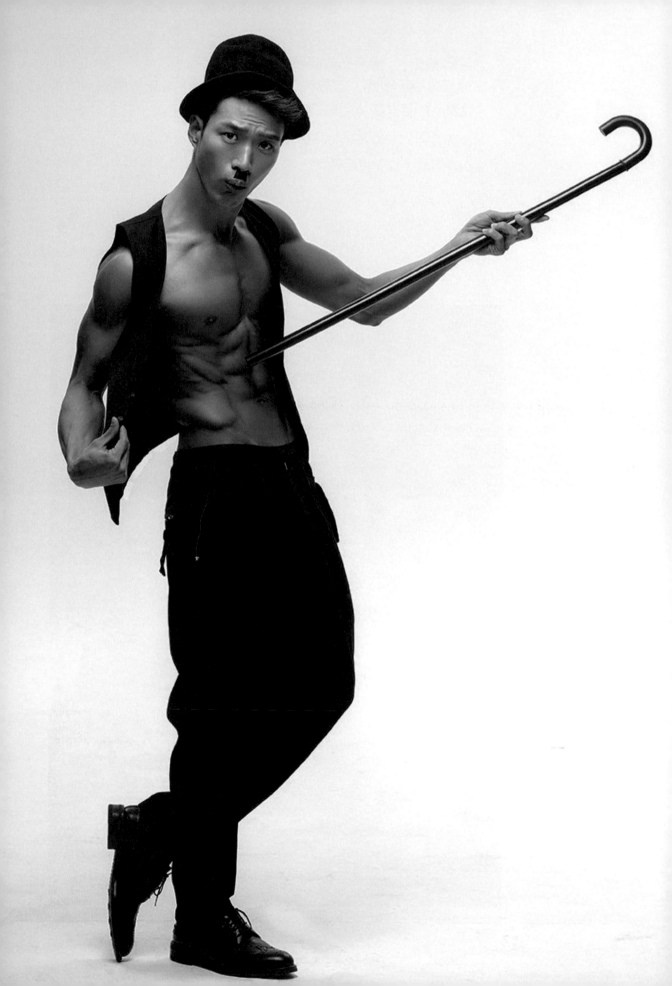

生活的態度，比瘦身更重要

我是在 KBS 電視台舉辦「第 25 屆新人諧星選拔」時，認識了「權尾珍」。

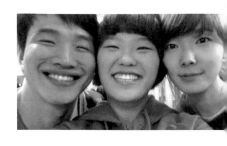

她，是天生的諧星，不會因為肥胖而感到自卑，反而將「胖」當作微笑工具，充分運用在交朋友上。對她來說，肥肉根本不是壓力來源。和她在一起時，總是很歡樂、很愉快，她會讓身邊的人感到幸福，是大家的開心果，即使她現在已瘦身成功，依舊如此。

我敢保證，就算不減肥，她也能過得比任何人都幸福。不過，在此我要重申，認為「權尾珍不減肥也活得很幸福」及「遵從自我心意，才是幸福人生」的人，請注意！**胖瘦和幸福無法劃上等號，最重要的是，你對生活的態度。尾珍不同於常人的是，她在很胖時，就已幸福到不覺得外表是壓力；**而她瘦下來後，真的真的真的變得更幸福了！

坦白說，要她放棄大吃大喝、犧牲與朋友的聚餐（這點真的很重要，因為不僅是「我們去喝一杯吧」這句話不能說，連「一起吃飯」也不行）、因外表所累積的人脈、專屬於「胖尾珍」的搞笑風格及因「胖」賺來的錢等，面對著生活中的各種誘惑，尾珍必須努力地忍住說不，並與痛苦的「減肥」不斷奮鬥。

即使到了今日，「維持體態的痛苦」依舊存在；可是，她卻猶如迎接新世界般，感到更幸福和快樂。每次與尾珍見面，都可以感覺到她比之前更有朝氣與活力。我想，或許是在她的肥肉裡，還隱藏著另一個她吧！

又或許，如同尾珍體內有另一個她一樣，包括我在內，各位的體內也存在著另一個「內在的我」。所以，就讓包覆在身體內，正蠢蠢欲動的她或他，也出來見見世面吧！

請基利哥傳照片給我，結果……，不愧是好笑到骨子裡的搞笑藝人啊～呵呵

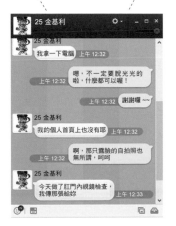

最近才認識肌肉人金基利的 *金基利*

不論多辛苦，尾珍始終面帶笑容

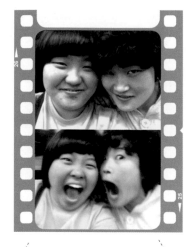

我們在捷運上拍下各種古怪表情。呵呵，路人全都在看我們。

權尾珍，光聽這名字，肚子就飽了；光聽這名字，就笑到流淚，她真的很討人喜歡。

與妳相處的時光與回憶實在太多了，以至於我不知道該從何說起。為了準備當諧星，我在首爾的大學路上認識妳；就算前輩們開玩笑叫妳「豬」，妳也不當一回事地回擊他們，我看著年紀輕輕的妳，同時想著：「真是大膽、莽撞的孩子呀！」

然而某一天，我看到妳在劇場後巷拭去淚水的模樣，才知道「原來是妳的內心也有脆弱的一面」，讓我見識到不同於大眾面前的權尾珍。每晚表演結束後，我們都將前輩們的數落當作下酒菜，兩人舉杯交談，甚至吃遍妳家附近，堪稱烤肉店中的終極美味烤肉店；兩人也曾在玩遊戲後，把「芝麻葉貼在頭上、辣椒插進鼻子裡」當懲罰，再手牽著手、哈哈大笑地在路上閒晃。只要和妳在一起，就沒什麼好怕，一切都很幸福。

以前妳的冰箱總是塞滿零食和飲料，不僅是廚房，連房間也被食物填滿。就在某一天，原本滿是零食的廚房，竟然被蔬菜、水果、健康食品所佔滿。妳可知當時我有多驚訝！我很佩服妳「狠下心努力減肥」的決心，但一想到每次錄完〈瘦身女孩〉後，妳都會帶我去附近的小吃店，並拜託我替妳大吃一頓，而妳僅吃一根麵條，並看著我說「真好吃」，接著卻突然潸然淚下，與我相擁而泣。那些時光猶如昨日才發生，但如今，看著更加可愛、更有女人味、更健康的權尾珍，身為姐姐的我至今依然感到很不可思議，也替妳感到很開心。

尾珍！因為有這段期間的辛苦與痛苦，才能成就現在的妳。

雖然妳是比我早一年成為 KBS 公開選拔搞笑藝人的前輩，但貼心的妳怕我彆扭或吃苦，反而懂得察言觀色。看著一如既往且總是率先聯絡我的妳，我又是歉疚，又是感謝。往後或許會更加艱辛，但妳一定會像現在一樣，笑著用妳獨有的正向思考，成為更討人喜愛的權尾珍。對此，我深信不疑。

KBS 公開選拔下屆學妹，兼最愛妳的 慧善姐姐

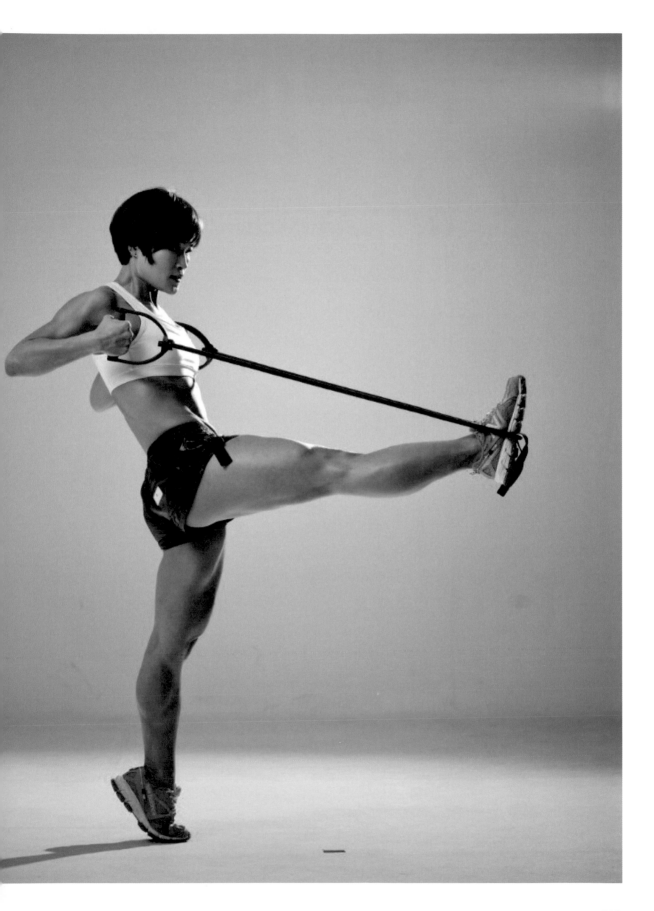

歡迎和尾珍一起逆轉人生，追逐夢想

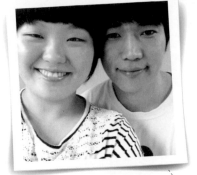

拍攝〈瘦身女孩〉時，儘管我已減了20公斤，但臉依舊是哥的2倍大！

我想起當初對搞笑一概不知的我，去首爾的大學路看搞笑劇場，看見妳在開場節目上模仿世界盃美女兼歌手的米娜，說自己是美女歌手「米安捏」（註：韓文意思為抱歉），並在舞台上大吼大叫，不斷地翻過來、跑過去。

妳咕嚕嚕地滾動，宛如一顆又大又圓的減肥健身球，但那圓滾滾的體內卻才氣橫溢，而非充斥著脂肪。一直以來，我對身材圓潤的女人都沒什麼好感，但對妳卻充滿了好奇，想認識這位胖女孩，連我自己都覺得相當不可思議。

當時，我前往妳曾經待過的小劇場試鏡，並順利通過。第一天上班時，所有演員早已坐在觀眾席上等待，突然，妳頂著一頭濕淋淋的短髮從觀眾席側門衝進來，肩膀掛著比自己身軀還迷你的小包包，一邊說著對不起，一邊走進來。我記得很清楚，那時妳身上穿著寫有「88」的上衣。我之所以記得如此清楚，是因為那個「88」好像就是指妳的體重，我覺得妳的模樣可愛極了！

事後，我告訴妳這件事，妳竟然爽朗地笑著說：「對啊，哥哥。我是 1988 年出生、88 公斤的權尾珍，很高興認識你。」

女人很忌諱提到自己的體重，且妳比一般男生還胖，卻能理直氣壯地笑著說出來，我覺得眼前的女孩實在是太有趣了。雖然後來知道，妳實際上已超過 90 公斤，但無論是 88 公斤，還是 90 公斤，都不損尾珍在我心中的可愛模樣。

就這樣，我們一邊過著大學路的劇場生活，同時以快得不像話的速度變成超級好朋友。我們瘋瘋癲癲的性格十分合拍，且都是 AB 型，個性喜好也非常相似，我們甚至會互稱對方為「善良的瘋子」。我們猶如同性友人般，時常聊到清晨；只要有壓力，就會一起大吼大叫；也一起相互扶持，參加許多舞蹈大賽。

比賽時，妳咕嚕嚕地翻來滾去，我則是飛來躍去，只要參加舞蹈比賽，我們總是得第一；比賽時，妳的屁股坐壞了三副我放在地上的眼鏡，我也不以為意。

在妳面前，我的腳踏車、摩托車輪胎都使不上力；只要載過妳，我就必須幫輪胎重新打氣，可是我從不因此嫌麻煩，妳對我而言，有一種「特殊」的吸引力。和妳相處輕鬆，就算要我在妳面前上廁所也沒問題，連我自己都覺得好不可思議，是妳讓我明白，男女之間也有「純友誼」。

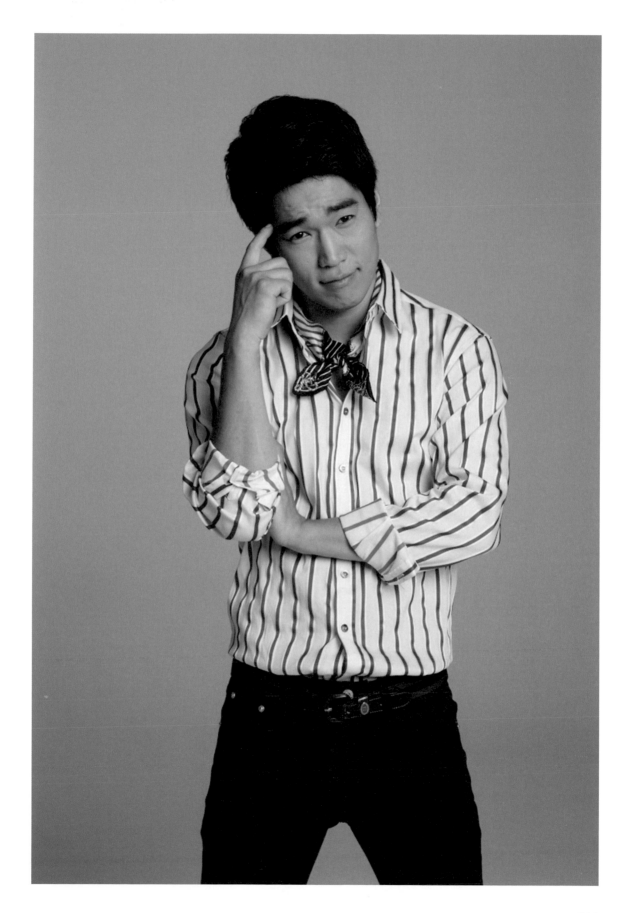

✽ 彼此互相打氣，我們就是最好的朋友

每當要外出時，妳總是搭計程車，簡直比計程車司機還更常搭計程車。就連只有100公尺的距離，妳也要搭計程車移動。

我問：「妳為何只搭計程車？」妳回我：「因為捷運有樓梯，要爬很累人。」於是我又問：「那搭公車不就行了？」妳竟然回我：「公車也有樓梯，所以不想搭。」我終於明白，妳絕不是為了搞笑才這樣回答。因為那些「回答」就是妳最真實的模樣，也是我這幾年來，見過最認真的表情，令我覺得非常不可思議。

妳偶爾也會穿裙子，而我會開玩笑地問妳：「幹嘛穿裙子來見我？」其實我知道，權尾珍穿裙子時就是要去見男人，所以我故意開妳玩笑。結果，平常對玩笑有反應的妳竟然沒有任何回應，讓我感到有點不好意思。後來妳又哭哭啼啼的認真回答：「起碼要穿上裙子，別人才知道我是女生啊！髮飾太礙手礙腳了，我才不要夾。」那天是我認識妳以來，第一次因為妳哭而感到愧疚，但那副模樣既好笑又可愛。就這樣，我們因妳認真的回答而開懷大笑，又創造了一個屬於我倆的共同回憶。

不管怎樣，我們歷經了大學路的劇場生活，也一起參加電視台的公開選拔賽；經歷幾次落選後，奇蹟般地僅有我們兩人能有幸參與〈搞笑演唱會〉節目的演出。由於我們以非公開選拔的身分參與，情誼更深厚。一年後，各自分組參加公開選拔考試，我們都合格了，因而再次成為 KBS 第 25 屆的同學，延續我們的友誼，我倆的緣分就像切不斷的藕絲，真是太神奇了。

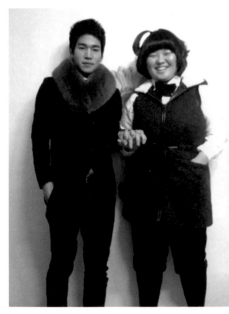

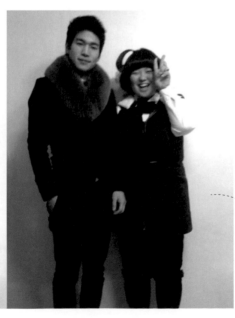

參加 KBS 演藝大賞當天，雖然其他女藝人都穿禮服⋯⋯。

✳ 尾珍用努力，成功逆轉了人生

還有一次，我因為要演出〈WOW WOW WOW〉嘻哈節目單元，由於沒有嘻哈褲，只好跟妳借褲子。我穿上那條褲子錄節目後，竟然有觀眾在節目留言版上問我：「張起泳，你的嘻哈褲是哪個牌子？請告訴我在哪裡買的。」那條褲子其實是尾珍的緊身褲，竟被說成嘻哈褲，雖然有點不好意思，卻成為另一種最自然的搞笑。

就這樣，我們彼此都實現當諧星的夢想，而妳則透過〈瘦身女孩〉單元開始減肥。不但戒酒，連生活也變得規律，導致我倆相處的時間逐漸減少。剛開始，我並不覺得怎麼樣。不過在妳瘦了 50 公斤後，我才發現，當初迷上翻來滾去、大吼大叫的權尾珍；一起參加舞蹈大賽，壓壞我眼鏡的權尾珍，已經不見了。我不想承認，因為我還沒做好心理準備，送走 103 公斤的權尾珍。當時我傷透了心，我不願相信妳已展開不一樣的人生。

我不願以前那個像熱氣球一樣又大又圓，個性開朗豪爽，被說像洪金寶、鄭亨敦、張美蘭（註：韓國舉重運動員）、女版劉敏尚（註：韓國搞笑藝人）的妹妹權尾珍，現在居然被說像女團 Secret 的全休星、一秒 IU、佳人，及 Miss A 的成員 Min。對於「權尾珍已重生」這件事，我感到好不習慣。

可是現在的妳，不僅成為減肥者與肥胖者的希望，**更成為正向積極、勇於挑戰、逆轉人生等形容詞的代言人，對此我由衷認同，也支持妳的夢想！**這段日子以來，與妳同甘共苦的回憶不勝枚舉，期待日後我倆能共享更多時光，同時我也要再次為奇妙女子──權尾珍，熱烈掌聲鼓勵。

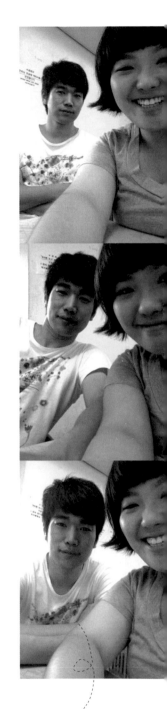

2011 年 7 月，
我的眼睛稍微變大了，
連視野也變遼闊了。

妳一輩子的朋友，永遠挺妳的 **起泳哥**

我心中的 NO.1 女神──權尾珍！

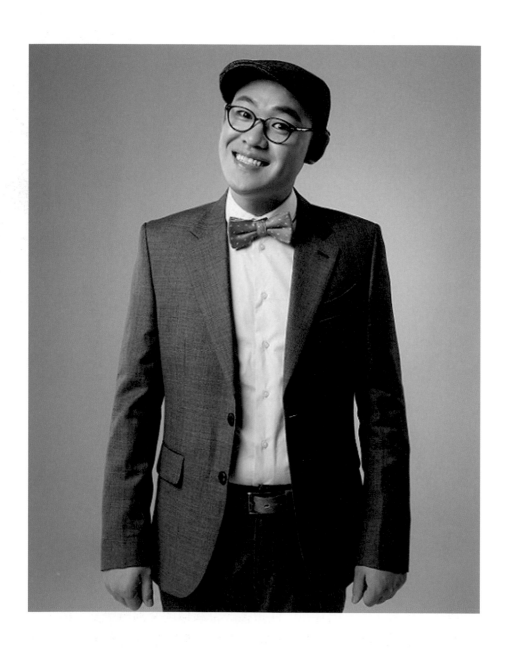

　　只要一想起尾珍，我的嘴角便會不自覺上揚。尤其是過去喝酒時發生的趣事，一想起來就惹人發笑，對吧？103公斤時的權尾珍，曾經如此熱愛喝酒，現在竟然完全和酒說再見，這份意志真的很了不起。

　　妳還記得2011年1月1日那天嗎？這天是妳和酒精徹底分手的日子。2010年12月31日，妳沒有男友，我也沒有女友，於是，沒有情人的我們相約去看地方公演，結束後，再一起心酸地去吃烤五花肉，互相安慰。

第一攤、第二攤、第三攤……，我們藉由「填飽肚子」來吞噬惆悵的心情，我們喝著酒，一路狂吃到凌晨 4 點，在太陽升起時，迎接新年的第一道曙光。那天早上，妳還有直播節目，但妳根本忘了這件事，在接到電話後，匆忙去錄影了。錄影時，說了一堆胡言亂語的火星話，讓現場的製作人一直說：「尾珍！拜託請振作呀！尾珍！」（哈，我就說到這裡吧！）那是減肥後，第一次喝得爛醉如泥的妳，卻也因此提醒妳「喝酒誤事」，從此妳便和酒 say good bye～～

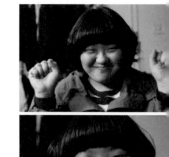

我自認非常漂亮，下半身穿的是迷你裙哦！

還有一次，大家聚在妳的租屋處，邊喝燒酒邊吃美味的韓牛。隔天，我醉到將妳家的腳踏墊當成廁所「解放」，還拿出泡菜冰箱裡的雜菜拌粉絲，將它們全部嗑光。妳還記得嗎？即使那是孤家寡人，單身女子的租屋處，我卻敞開大門，獨自離開去上班了。現在想想，我真的很對不起妳。因為那時我認為，就算有小偷上門，看到妳的模樣鐵定也會落荒而逃。

我也依然記得，我、相國、正南哥、起泳哥、泰勳、小暄等人和妳爸媽，一起在妳家屋頂烤肉的回憶；也記得在永登浦喝酒玩遊戲後，我必須親妳的臉頰當懲罰。這麼多的回憶，就是妳我深厚友誼的證明，對吧？

✿ 權尾珍沒有在搞笑，她真的瘦了 50 公斤

嗯，老實說，起初妳在拍攝〈瘦身女孩〉時，我心想「啊～原來她是因為要錄節目，所以不得已得在錄節目時，強制減肥」；同時也認為，節目結束後，妳的體重必定會復原。然而，一切卻與我所設想的結果不同，節目結束後，妳不但沒復胖，還出書教導大家如何減肥。妳真的很厲害！對此，我要向妳的意志力拍手致意。

最後，我要拜託妳一件事，好好聽清楚啊！

不是有句俚語說：「肥胖的人是沒刮開的刮刮樂」（而妳……大概中了 98 萬吧！）。但是萬一，我是說如果，妳真的在百般曲折後，奇蹟似地交到男朋友，第一件事就是「告訴我」，並緊緊抓住他吧！無論對方是什麼人，都先抓住他才能進一步觀察，懂嗎？另外，我們必須一起擬定作戰策略，思考該如何做才能讓對方被妳牽著鼻子走。我是如此為尾珍著想，很感人吧？

KBS 第 22 屆搞笑藝人 李源九前輩

瘦了 50 公斤的尾珍，現在是幸運星了！

現在，我對尾珍「瘦了 50 公斤」這件事，還是很不習慣。

數年前，說要當搞笑藝人，所以跑到大學路的小劇場扮演胖子角色，帶給人們歡笑的妳；還有認真將餐券收好，並把送到休息室的零食全部吃光的妳。

突然想起當時我對妳說的話，「若想靠胖子的角色生存，妳起碼還要再胖到走路會走到膝蓋斷掉的程度，才能成為話題焦點。」於是妳變得更胖，最後甚至考上 KBS 的搞笑藝人。我想，評審們鐵定是因為極需胖女人的角色才會選妳。儘管現在完全看不到妳過去的 103 公斤肥胖模樣，但看著瘦下來的妳，我倒也發現許多過去不曾注意的優點，令我相當欣慰。

首先，我很高興得知妳是「女人」的事實。此外，我極度訝異妳的骨架其實很小，一想到過去那些支撐妳沈重身軀的小骨頭們，我不禁為他們感到慶幸與拍手鼓勵，過去主人如此壓榨你們，現在，你們可以好好休息了。

還有，妳竟然也成為女藝人們最感冒的緋聞主角了！這表示妳變得更有吸引力，我真的很替妳高興。**仔細想想，比起身材肥胖，變瘦後的妳，值得開心的事反而更多了。**

妳以女人的姿態重新誕生，過著第二個人生。尾珍，期許妳日後能以婀娜多姿的面貌，與我分享更多美好的故事。我也會將妳曾經又肥又醜的樣子忘掉，只記得妳苗條美麗的模樣。不過，我還是無法丟掉手邊的舊照，萬一哪天妳又變胖了，我才可以拿出來刺激妳呀！現在，我只希望妳找個對象，然後用「我要結婚」的消息，嚇嚇大家吧！

KBS 第 18 屆公開選拔搞笑藝人　*蔡慶善哥哥*

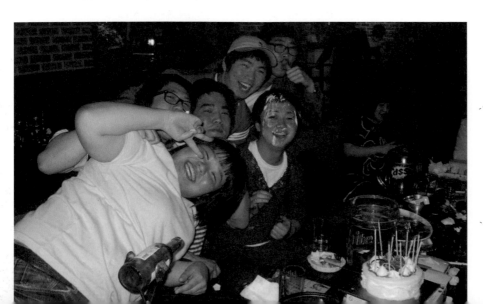

那時，我一個人喝的酒比哥哥們還多！我的手臂甚至比哥哥們的臉還粗，我的臉甚至也比蛋糕大！

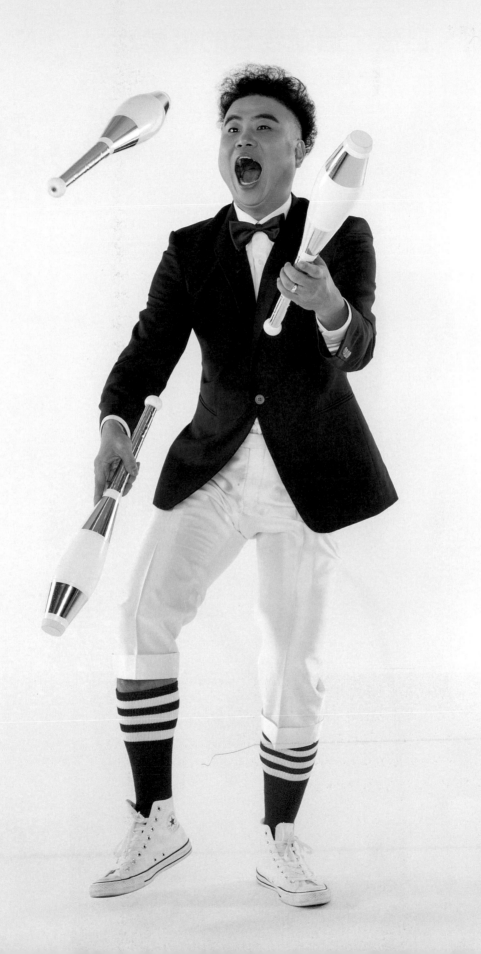

開朗、自信，造就今日的權尾珍

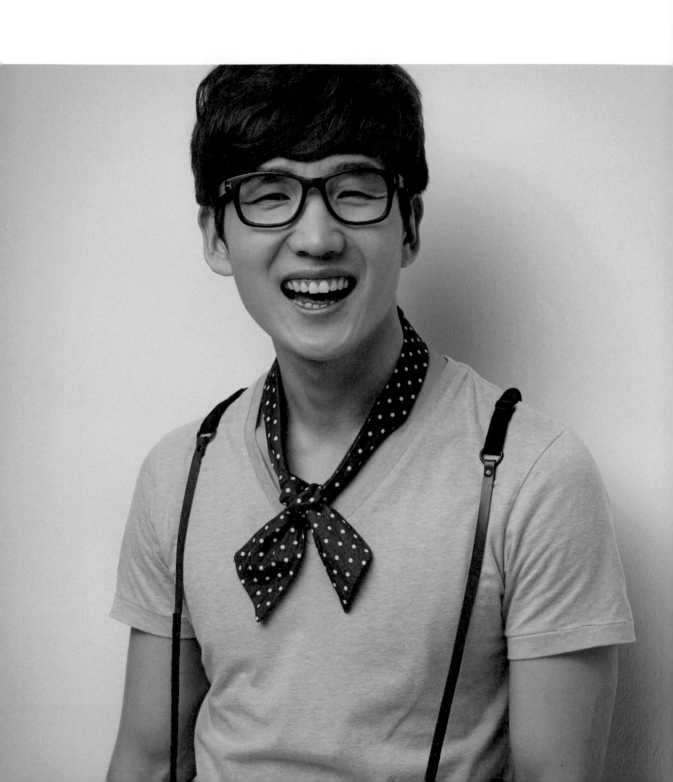

我是在首爾大學路的小劇場裡，首次見到從鄉下北上的尾珍，那時她剛好滿 20 歲。我對她的第一印象是：感覺快爆開的臉、好像快爆開的上衣及褲子，還有好像快爆開的……喔不，是已經爆開的運動鞋，那副模樣不知道有多可愛。有別於她的圓潤、可愛外型，她的一舉一動卻顯得落落大方，不禁讓我覺得，原來世界上也有這樣胖得如此有自信的女生！

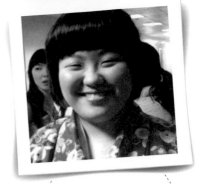

明明我穿的是浴衣，卻被誤會是不是穿了相撲選手服……呵呵

尾珍，妳還記得嗎？有一次和妳鬥嘴後，我真的發火了，因為飛踢妳後背的那件事。飛踢妳的人是我，但飛過去後跌倒的人卻是我。啊，現在想想真好笑！

尾珍，妳還記得嗎？妳是第一個來我家的女人，但我爸媽卻不當一回事地叫我們睡在同一個房間。尾珍，妳還記得嗎？妳每天都嚷著，「內衣鋼圈敵不過妳的體重，而硬生生斷掉」的那件事。尾珍，妳還記得嗎？妳因為冬天的大衣和上衣太小穿不下，所以通通給我；但對妳而言太小的褲子，對我來說卻太大而不能穿。

這些我們共同的回憶，都成為過去式，且永遠不會再出現了。

某天，妳突然打電話給我，說製作人邀約錄製〈瘦身女孩〉單元，並苦惱著該如何做決定。而妳所煩惱、努力的結果，卻為妳帶來第二個全新人生。對此，我感到既開心又與有榮焉。

雖然，我偶爾會想念以前叫妳「豬」後，就跑去吃豬肉的日子。妳還是 103 公斤時，坐在我的摩托車後座，在騎到新吉洞的上坡路時，摩托車突然停住，接著它就陣亡了。無意間發生的大小事還真多，似乎寫也寫不完！哈哈哈！

儘管妳是因為減肥而出名，但就算不減肥，我相信，妳也能成為「有成就的人」。不論用何種方式，會成功的人就是會成功。雖然我有點懷念以前想吃什麼就去吃的日子，不過，我也挺喜歡最近在公園一起運動的生活，真沒想到有這天，我竟然和妳一起慢跑及健身。最後，我要真心地和尾珍說：「繼續保持樂觀積極的個性，別失去自信；要一輩子分享快樂、有趣的故事，然後認真生活。」哥哥想和妳一起分享所有的喜悅與幸福。還有，感情的諮詢提供，妳自己就節制點吧……。畢竟妳常常那樣，我會哭笑不得的，呵呵。

加油，權尾珍！等妳更加發光發熱後，請記得拉我一把哦！

SBS 公開選拔搞笑藝人、和尾珍一起參加歌唱大賽，卻私吞禮券的 永峻哥

寫給我心中永遠美麗的胖女孩——權尾珍

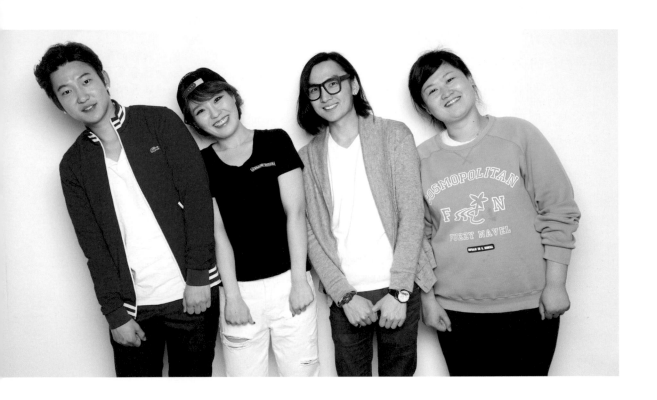

　　在首爾大學路的小劇場當練習生表演時，認識了妳；我在 Top Art 館，妳在 GG Family 館；我 24 歲，妳 20 歲；我長髮，妳短髮；我 52 公斤，而妳則是我見過的女生中，體積最龐大的。

　　某天表演結束後，我經過 GG Family 館時，妳站在便利商店前，我們因對方的模樣而開懷大笑，並說著自己擔任的角色，彼此互相讚美。我想起當時妳那純真的模樣。

　　我首次在 GG Family 館表演，因為陌生且不熟悉的環境，導致表演效果不如預期，而意志消沉，是妳主動和我握手，並給予安慰。還記得與我握手的那隻手裡，有張餐券；妳用那肥到似乎只要用針刺，就會馬上爆開的手指頭，拿出餐券對我說：「我們去吃飯吧。」那時妳還說：「哥哥，本來一天只有一張餐券，但我為了能吃糖醋肉套餐，所以辛苦集了五張。我們去中國餐館吃飯吧～」並露出燦爛的笑容往中國餐館奔去，喔不，應該是走過去，而且還走得非常緩慢……。

　　吃完糖醋肉後，我的肚子快炸開了，但妳卻用根本吃不飽的表情說：「沒關係，哥哥，等最後一場表演結束後再吃就行了。」這些有趣的回憶，妳還記得嗎？

除此之外，還有一個我當巫師、妳當鬼的搞笑單元，每次表演時，我看到妳的模樣就會大笑，因為那件妳扮鬼時穿的白衣，實在太小了，每次都必須用藍色膠帶將背面貼牢，那個樣子就算看了一百遍，還是覺得很好笑。某天，換幕時需要熄燈，妳誤踩了我的手，導致我的手指骨折。但我沒有生氣，因為這不是妳的錯，而是妳的笨重身體和我的纖細手指的錯，所以妳不用感到抱歉（笑）。

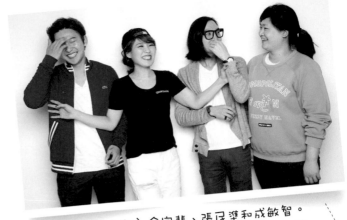

（左起）金宗裴、張民準和成敏智。他們是猶如春天的陽光，讓人感到溫暖不已的哥哥和姐姐。

儘管演出時有許多美好回憶，但我又想起妳父母前來觀賞表演的那天，因為我的一句台詞「喂！妳這隻豬！」惹的觀眾們捧腹大笑，妳媽媽卻流著淚走出劇場。我對妳感到極度歉疚，但妳卻對我說：「不是因為哥哥你啦，我媽是因為不喜歡我搞笑才離場的。」其實，我知道妳內心明明也很難過，因為我看到妳偷偷跑到劇場的露天看台，邊吃麵包邊流淚。

對我而言，妳不是瘦身女孩權尾珍；妳是永遠樂觀開朗的超級胖女孩！我永遠的胖女孩權尾珍！無論健康、愛情、幸福還是工作，我會毫無保留地在背後支持妳，加油！

174 公分、52 公斤，怎麼吃都吃不胖的 民準哥

瘦身後的尾珍，笑容更多了！

我與妳的不同之處太多了，所以我才從妳的身上，學到很多東西。

現在的尾珍猶如老奶奶，作息正常，不煙不酒，擁有喜愛蔬果的健康生活。許多人說減肥是一輩子都必須面對的課題，但妳卻成功了，並持續維持著苗條體態。雖然外表改變，但不論是 103 公斤，還是 50.5 公斤的現在，妳的微笑始終如一，從不吝惜展現給親朋好友。**妳是天生充滿自信、樂觀的人，因此我相信，笑容永遠不會從妳的臉上消失。**現在的權尾珍可說是所向無敵了！

最迷人的 宗裴哥

CONTENTS

我瘦了 50 公斤，不復胖！

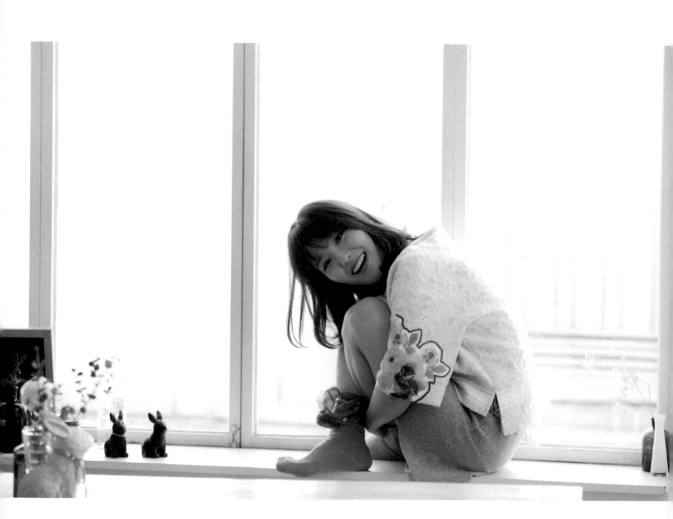

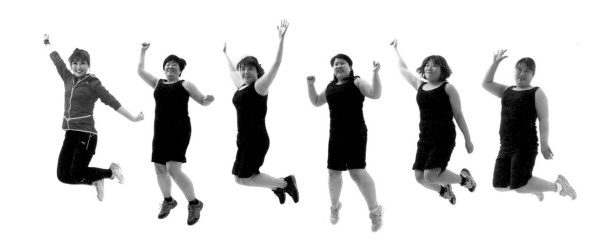

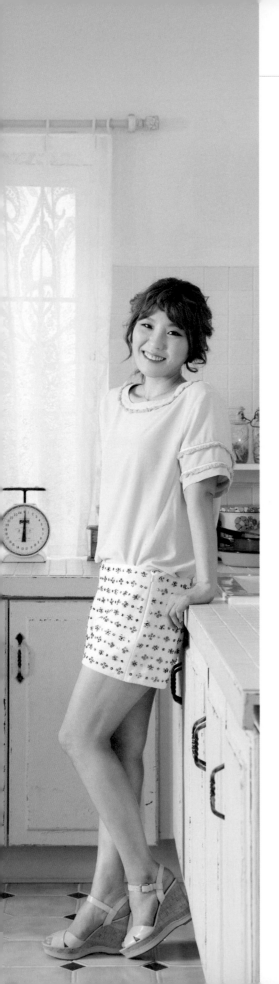

Chapter3

打造韓星好身材！
22 招快瘦操，練出最想要的 S 曲線

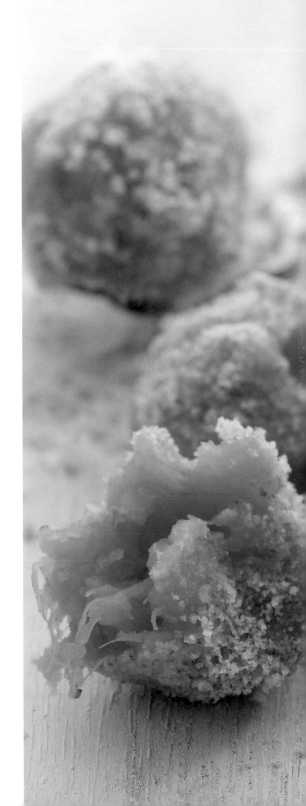

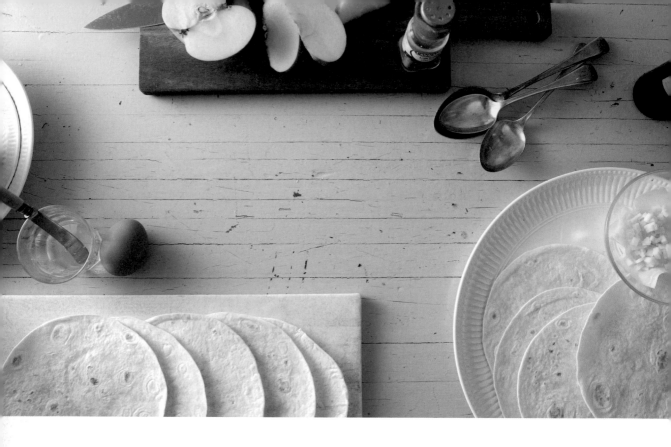

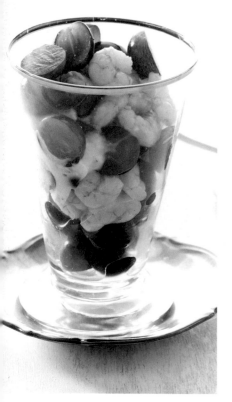

Chapter4

飽足感 UP！越吃越瘦的 50 道超燃脂料理

減肥絕不能痛苦，偶爾大吃是一種獎勵 184

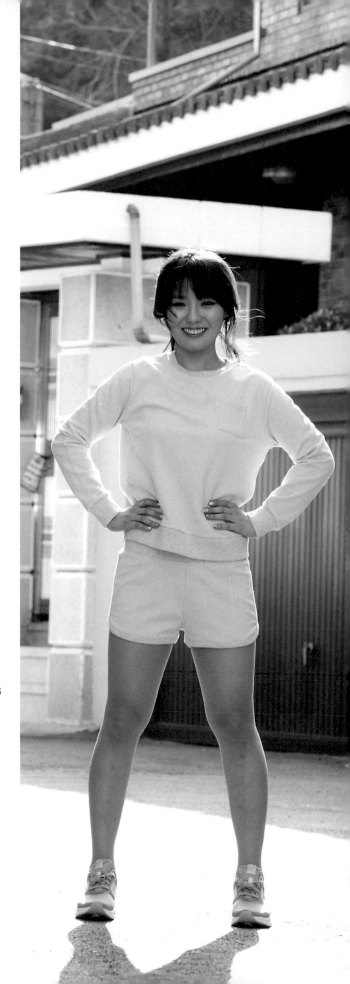

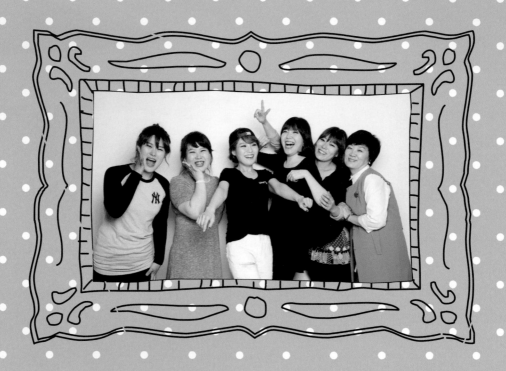

儘管減肥途中，肯定會有人打退堂鼓，
但我們約好，一定要堅持下去，
打造成功且令人感動揪心的人生佳作。
就這樣，用寶貴汗水與眼淚所寫的 100 天故事，
就此揭開序幕。

chapter 1

100天瘦20公斤！

仿效權式瘦身法
從少女到大媽，全都變瘦了

挑戰不可能！
100 天瘦 20 公斤的減肥奇蹟

2013 年 12 月，我再次和《女性朝鮮》的杜景雅記者見面，因為我想出版第二本瘦身書。我是在 2009 年認識杜記者，那時我出演〈搞笑演唱會〉的〈單身上天堂，情侶下地獄〉單元，而杜記者前來採訪我和其他兩位學姐。這是我人生的第一場採訪，我緊張到前一晚根本睡不著，留下深刻印象。之後，我以「瘦身女孩」身分成功甩肉後，杜記者向我提出在《女性朝鮮》雜誌上連載瘦身專欄的建議，並且看到我上傳至網路上的插畫後，建議我不妨親自繪製插畫，於是我成為業餘的圖文專欄作家。

更重要的，杜記者是參與《Oh My God！我瘦了 50 公斤》的編輯，對於我們而言，這本書是我們共同的禮物，因為它賣得實在是太好了～～～出版至今，不知道已經幾刷了，現在仍穩居減肥瘦身類書籍的暢銷冠軍。也因為這本書，得到來自世界各地的鼓勵與詢問，除了英文，也包含中文等各國語言，於是我再次拿起翻譯機，忙得暈頭轉向，哈哈～～當然，這是甜蜜的負擔，非常謝謝各位。

某天，我向杜記者提出「尋找第二個權尾珍」的計畫，因為我想證明，只要仿效「權式瘦身法」（當然，必須有超乎他人的堅強意志力，哈～），我相信，任誰都能變得跟我一樣。杜記者對於我的想法相當感興趣，於是，我們立刻行動，籌備進行「尋找第二個權尾珍」計畫。

雖然計畫看似吸引人，但我們也有所顧慮。成功瘦身後，我受邀參加許多相關的減肥瘦身節目，減肥需要「強烈的意志力」，所以我發現，經常節目一播完，挑戰者又回到原來的模樣。**可是這次不同，是以「權式瘦身法」為號召，萬一失敗，我可是背負著極大的責任。**

於是我們決定徵選五名挑戰者，只要這五人中，有一人能減肥成功、維持體態，和我過著相同的幸福人生，我就心滿意足了。

✿ 只招募五人的計畫，卻湧入兩千多人報名

挑戰者的招募是透過我的部落格跟《女性朝鮮》完成的，沒有任何廣告宣傳，招募時間也僅有短短的一週，卻有兩千多人報名，人數相當驚人。光是審核書面資料，就耗費十天以上的時間。就連討論該選誰進入第二階段的面試，也花了許久時間，因為每一位的故事都相當誠懇，我可以看出大家的用心與努力。

終於，我們從兩千人中挑選三十人；再透過打電話和傳簡訊等方式，挑出二十名。最終的面試時間是 2014 年 1 月 18 日，在新沙洞的 C1 攝影棚舉行。審查委員包括 Parkview 醫院的趙晟均院長、Cheongdamheal 醫院的金敏英院長、安鎮弼教練，還有我；他們同時也是這個計畫的導師，將協助管理被選出的五名挑戰者的健康、運動及飲食等事項。

由於無法中途打斷挑戰者們想說的話，以至於最終面試時間比預期超出兩小時以上。雖然，我很想牽著所有人的手一起衝刺，卻礙於所需的空間、時間、物質等因素限制，我只能忍痛選出五位挑戰者，以和我媽媽同齡的 53 歲金喜玉女士為首，乃至 26 歲的老么朴世姬！雖然他們因胖而幸福，卻也擁有變美的無窮可能性，因此，才會從兩千人中脫穎而出，在此共聚一堂。

從現在起，我要她們五位做好準備，和吃不停的日子告別；也拜託她們，拋棄想要「快速變瘦」的急躁心態，當個糊塗懵懂的減肥笨蛋就好。

儘管減肥途中，肯定會有人打退堂鼓，但我們約好，一定要堅持下去，打造出成功且令人感動揪心的人生佳作。就這樣，用寶貴汗水與眼淚所寫出的 100 天減肥故事，就此揭開序幕。

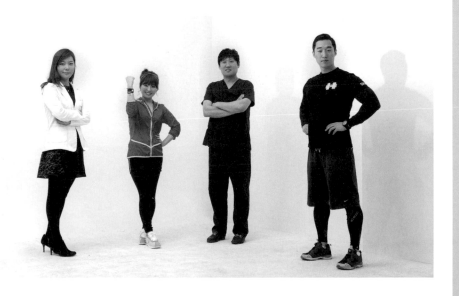

產後急速發胖，
甚至罹患「社交恐懼症」

　　不知道大家有沒有看過電影《愛是您‧愛是我》的經典素描本告白橋段？我人生中的第一個浪漫告白，就是媛熙姐姐。那是她懷著誠懇的心準備，將想對我說的話親手寫在素描本上，再一頁一頁的翻給我看，眼淚同時滴答地落下。而她胖嘟嘟的手，正頻頻顫抖著。雖然很感動，但是內心還是默默的 OS 一下，「什麼？！跟我告白的竟然是不是男生，是女生！」但一聽到姐姐說「權尾珍是我的理想目標」時，我立刻豎起耳朵，仔細聆聽。

　　雖然媛熙姐姐生產前的身材也很豐腴，但產後卻急速發胖，超過 100 公斤。她說，隨著自己越來越胖，她也變得越來越討厭自己，不想出門，每天面對的只有先生和女兒。原本比誰都還活潑開朗、樂觀正向的媛熙姐姐，因為肥胖的身材，將自己封閉了。

　　我非常明白那樣的心情，因為我也曾從 58.5 公斤復胖到 69 公斤。當時，我向所有人撒謊，只想一個人獨處，不想與任何人接觸。我討厭、嫌棄自己，覺得自己是全世界最醜的人，也因此得到「社交恐懼症」，使父母傷心，讓身邊的親友們感到不愉快。

　　媛熙姐姐這三十年的人生都在與減肥奮鬥，因為實在太了解那份心情，所以很想幫助她；**同樣曾經因肥胖而失去開朗與樂觀的權尾珍，已經戰勝那道關卡，甚至比以前更加幸福快樂。**因此，我也想讓媛熙姐姐見識一下，究竟「經歷磨練，看見雨後彩虹的快樂」是什麼呢？

　　「尋找第二個權尾珍」計畫進行一個月後，雖然媛熙姐姐的體重仍超過 80 公斤，不過已經脫胎換骨，且持續改變中。媛熙姐姐還跟我開玩笑說：「尾珍小姐，我變回積極正向的人了！現在只要我稍微晚歸，先生就會一直打電話給我，說擔心別人以為我是小姐，把我拐走！哈哈哈～」姐姐還說，她一定會成功，然後再幫助那些和她有相同煩惱的人。

　　現在輪到媛熙姐姐來幫助其他人了！姐夫，請好好看管姐姐，別讓任何人拐走她喔！哈哈哈！

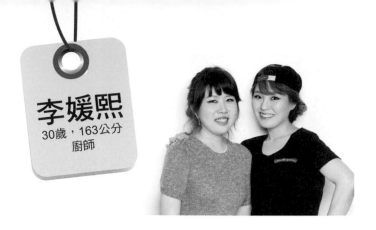

李媛熙
30歲，163公分
廚師

✿ 胖到破百後，變得自閉、討厭自己

　　我的體型本來就很豐腴，生完小孩後，體重更超過 100 公斤。我開始變得討厭自己，足不出戶，生活圈中所接觸的人，只有我的先生和小孩。原本個性開朗、樂觀的我，卻遺失自我，度過了將近一年的封閉人生。因緣際會下，我得知「瘦身女孩——權尾珍」，這是我第一次看到體重超過 100 公斤，在沒有動手術的情況下，卻能成功瘦身的案例。我本來的體重與尾珍相同，都是 103 公斤，因此燃起我的希望，尾珍成為我的理想目標。

　　每天讀著尾珍的《Oh My God！我瘦了 50 公斤》和部落格，我下定決心，2014 年一定要減肥，我想變得跟尾珍一樣，於是我持續仿效她的日常生活和飲食習慣。看到「尋找第二個權尾珍」的消息後，我苦思了好久，最後才鼓起勇氣交出報名資料。

　　我順利通過第一階段的資料審核後，進入第二階段的甄選。看到尾珍小姐本人既苗條又有自信，於是我更加堅信，如果我成功入選此計畫，一定也能變得和她一樣。因此，進行甄選時，我在心中默默地禱告，告訴自己，一定要成為「第二個權尾珍」。

　　但是除了我之外，還有很多其他的人參加甄選，令我十分震驚。這才發現，原來也有許多人因肥胖而飽受極大的痛苦。聽著他們的故事，我相當感同身受，因為我也曾經歷這些痛苦。聆聽眾人的故事時，我也在心中許下願望，「這次一定要減肥成功，我想活得更有自信」。

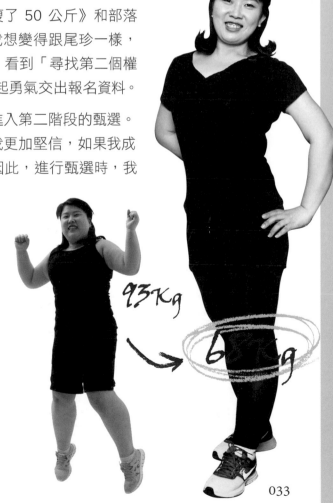

93Kg → 63Kg

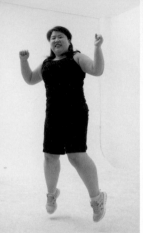
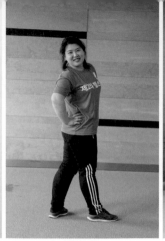
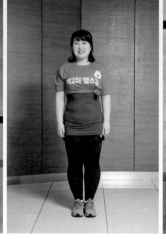
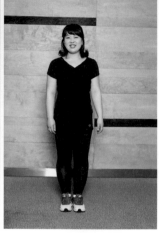

| before | 1 個月後 | 2 個月後 | After |

✸ 在醫師及教練的幫助下，我開始產生信心

甄選前一天，由於擔心自己會過度緊張而無法完整傳達心意，於是我將想說的話寫在素描本上，就像電影《愛是您‧愛是我》的某個橋段，將想要瘦身成功的決心，一字一字寫下，傳達給尾珍小姐。結果發表時，我內心祈禱著，同時雙手合掌等待結果……，沒想到，竟然叫了我的名字！！我簡直難以相信，這是我這輩子最快樂的瞬間，心情既激動又感謝。

即使徵選結束，我依然覺得這一切不太真實了，現在，我一定要認真減肥，因為我代表許多無法入選的人，我想告訴大家，意志薄弱的李媛熙也做得到。這瞬間，我想瘦下來的想法又更加迫切了！

成為計畫挑戰者後，每週會有一次，由肥胖專科醫師進行診斷；以及每天由健身教練進行專業指導的課程。我還記得第一天進行「基礎體力檢測」時，由於我的血管被肥肉壓住，根本沒辦法抽血檢查，隔了一週後，才找到我的血管，現在回想起，真的很不可思議。

感謝肥胖專科醫師金敏英院長，很有系統地告訴我營養和荷爾蒙等相關知識，讓我重新認識自己的身體。每次光看著院長，就會對減肥產生無窮希望，因為院長好漂亮啊～

而安鎮弼教練則是打從在甄選現場開始，便展現他壓倒性的迷人魅力，我至今仍忘不了他的眼神！他用眼神告訴我，只要照著他說的話做，就能甩掉肥肉。或許是因為他了解許多瘦身技巧與經驗，一眼就能完全掌握我們的狀況，讓我從此改變對運動的心態。

✿ 二個月後，我居然能穿 M 號的衣服了！

第一個月，我感到幸福又享受。託《Oh My God！我瘦了 50 公斤》的福，我完全沒感受到減肥期間的飢餓與不能吃東西的壓力，每天都吃得美味又飽足。不過，自第一天起，運動就是我的死穴。因為我不曾認真運動過，因此讓我有種「這輩子的汗，在當下全部留完」的感覺，相當累人。

第二個月，正式進入減重期，減肥的甜蜜期已經過了，隨之而來是排山倒海的痛苦。因為飲食受限，不僅晚上會夢見自己在吃大餐，每天還會盯著美食節目，甚至做剪報，或許這是一種望梅止渴，吃不到美食的補償心態。每天吃著一模一樣的減肥餐，真的好痛苦啊；看見家人們享用美食時，我都會委屈到流淚，因為我不能吃，絕對不能吃。

但是最痛苦的不是無法享用美食，而是日復一日的運動時間，那簡直是我的地獄。運動次數與強度，在第二個月增加了許多，做完兩百下深蹲後的隔天，走路都會感受到大腿疼痛；做完捲腹運動後的隔天，腹部疼痛欲裂；跑完傾斜度設定為16 度的跑步機後的隔天，迎來的是有如結束激烈登山般的痛楚。即便如此，看著自己被汗水浸濕的美麗模樣，這些都值得了！

某天我去百貨公司逛街，我只是站在外面看看，店員竟然叫我進去試穿！我嚇了一大跳，因為以前絕對不可能發生這種事情。現在，我竟然穿得下 M 號的襯衫和連身裙！真的太神奇了，我實在難以用言語表達那份感動，於是這件事成了我再累都要努力減肥的契機。

只要一有空，我就會穿上運動鞋，在生活中落實書中提到的運動。減肥第一個月時，先生還不太打電話給我，第二個月則是天天打電話，讓我感覺到他的不安。身為女人，先生對我展現的愛意，令我幸福極了；在女兒就讀的幼稚園裡，媽媽們對我的提問也變多了。拜此所賜，我身邊開始吹起減肥風潮。她們都說，看到我之後，受到許多刺激。

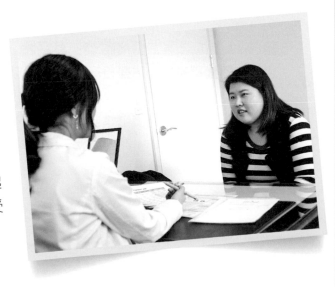

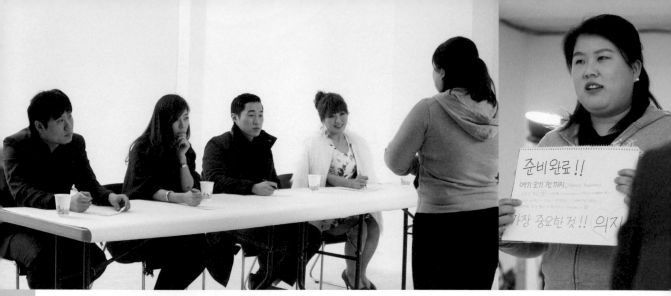

甄選時，李媛熙小姐展現了「我要減肥」的堅決意志，因此成功入選。

　　但是，最令我震驚的是家人的變化。**我們只是將白飯換成糙米飯，早餐改吃蘋果和優格，我先生竟然瘦了 5 公斤，我媽媽則瘦了 3 公斤。**他們沒運動，卻還是瘦了！不僅是我，我周遭也發生許多幸福的事，所以我不得不更努力減肥。

　　我的目標是要變得跟尾珍小姐一樣，現在剛好完成了一半。儘管「尋找第二個權尾珍」計畫結束了，但我的減肥計畫現在才開始。我會繼續實踐並珍惜自己得到的一切，我想和更多人分享變瘦時的滿心謝意，並和他們共度減肥生活。

　　我希望不要再有人因「肥肉」而感到痛苦。從現在起，我要再次努力，直到體重變成 5 開頭，到那天為止，我會一直努力下去！現在，減肥已經變成我的日常習慣和娛樂了。

✱ 關於減肥，媛熙這樣說

❶ 進行「尋找第二個權尾珍」計畫時，妳感受最深的是？

　　它讓我反省自己這些日子以來，為何沒有好好愛惜我的身體。我依賴減肥藥和減肥食品瘦身，導致溜溜球現象，搞得自己精疲力盡，身體狀況一團糟；透過這次的經驗讓我知道，身體也會自行調節食欲。這項計畫是一套有效管理「運動、健康和心理狀態」的系統，甚至讓我一度覺得這樣縱容自己好嗎？和大家一起瘦身，我減得很幸福，從不覺得累。

❷ 因運動感覺疲累、想放棄時，妳怎麼鼓勵自己呢？

　　我會看著鏡子對自己說，「我要活得比現在更迷人」、「雖然現在很辛苦，但結束後，我一定會改頭換面」，藉此燃燒意志力。然後一邊說「我代表這麼多人，

不可以放棄！」重新打起精神，並對自己施咒。我也會和當時落選的朋友們聯絡，相互勉勵，連同大家的份一起努力。

❸ 因調整飲食覺得很累時，該如何控制體內的大食怪呢？

肚子太餓時，我會先等 10 分鐘，確認是否真的是肚子餓，還是嘴饞。如果還是一直想吃東西，我會喝水和綠茶；如果肚子依舊很餓，我會吃小黃瓜和小番茄，並催眠自己，「已經吃過了，現在別再討吃了～」我會盯著食物們，一邊想著「這些食物我全都吃過了」、「只要忍住這瞬間，我就可以享受更多美好事物」，透過洗腦克服自己薄弱的意志力。

❹ 面對停滯期，妳所用的獨門技巧是？

雖然每天吃一模一樣的減肥餐，但我會苦中作樂，稍微改變烹調方式或換餐盤、每天更換蔬菜，製作專屬的減肥餐，以減少調整飲食後所帶來的壓力與無趣。如果覺得運動很辛苦，我也會對自己說：「這段時間終將過去！享受它吧！」然後更賣力、更專心的減肥。因為工作緣故，我每天都要下廚，經常受到食物的誘惑，每當這種時候，我就會告訴自己，「這些我全都吃過了」、「我就是因為這些食物才變胖」，努力堅持下去。

❺ 可否推薦運動或減肥技巧，給常說「沒時間」的人？

這些日子以來，礙於育兒、家務和工作，我真的沒時間運動。但是參與計畫後才發現，**說沒有時間運動，根本是藉口**。儘管比任何時候都要忙碌，但是運動時間卻增加了。就連等捷運時，我也會反覆做踮腳的動作；只要可以倚靠背部，我就會做捲腹運動。只要把握通勤時間，隨時都能運動。

❻ 減肥期間，覺得最驕傲的地方是？

因為要兼顧工作、育兒及減肥，總是被時間追著跑，但我卻無法疏忽任何一項。我這輩子似乎不曾如此認真生活過，對於完成所有行程的自己，感到十分佩服。**減肥不僅治療身體，也療癒了心靈。**

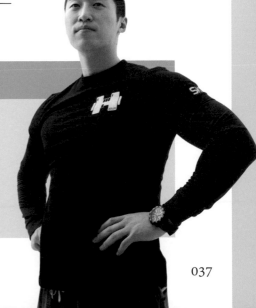

安鎮弼 教練的評語

李媛熙小姐在肌力運動方面有極佳的意志力；但對有氧運動卻感到相當吃力，尤其對跑步機的傾斜度調整，也十分畏懼。我告訴她有氧運動的重要性，並重新調整搭配傾斜度與作息比例的有氧訓練，讓她克服恐懼。最後，她成功達到跑步機傾斜 10 度、一小時跑 6.5 公里的水準，進步非常多。

上半身很胖，腿卻非常細，身材比例很不勻稱

　　當惠妍姐姐站在我面前時，我立刻縮小腹，並將隨意擺放的雙腿併攏。因為姐姐擁有一雙超級漂亮的腿，並散發出美麗的氣質。接著，她開始用如同美腿般的美妙嗓音自我介紹。

　　「我是美甲師鄭惠妍，今年剛滿三十歲。三十歲是一個新的開始，我希望擁有嶄新的人生。除了家人外，我似乎不曾和誰真正相愛過，我想談一場真正的、浪漫的戀愛。」

　　惠妍姐姐其實相當有女人味，身高 167 公分，體重 80 公斤，雖然以一般女性的身材標準，稍嫌過重，不過在所有挑戰者中，是相當苗條且令人稱羨的對象。其他人都問她：「惠妍小姐為什麼要減肥呢？如果是我，應該不會減肥才是……」、「這樣看起來剛好，我的身材要是這樣，就不用擔心了。」以前的我一聽到體重 80 公斤的女生要減肥，覺得她簡直瘋了，哈哈哈。不過現在，我非常能理解惠妍姐姐想要瘦下來的心情。

　　困擾惠妍姐姐的問題是「上半身肥胖」，導致她的身材比例非常不勻稱。因此我特別提供「雕塑上半身」的方法給她。由於姐姐非常努力，在第一個月的期中檢查時，就有相當亮眼的成績與改變，讓眾人大為吃驚。

　　我曾多次和惠妍姐姐單獨聊天，她說她一定做得到，因為她十分相信自己、相信尾珍、相信醫生、相信教練，還有爸爸跟媽媽，也相信說要陪她一起努力，卻在一旁吃泡麵的男友，所以她才會表現得這麼好。

　　就讓我們試著相信自己，還有相信我，以及相信那些用愛協助我們的人吧！當我們付出完整無缺的信任時，對方也一定會回報我們，進而形成美好的結果，一起加油努力吧！

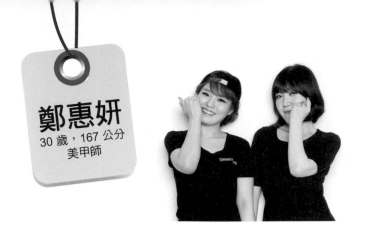

鄭惠妍
30 歲，167 公分
美甲師

✳ 雖然想變瘦，卻總是忍不住狂吃

　　我是某天偶然瀏覽到尾珍小姐的部落格，便立刻被她吸引，成為她的忠實粉絲。我也想跟尾珍小姐一樣，變得美麗又苗條。我每天懷著一顆羨慕的心，觀看尾珍小姐改頭換面後的樣子；但我手裡卻總是拿著零食、不停地狂吃。自己那副無比懦弱的模樣，令我感到遺憾又氣憤；而我就像是一個超級大笨蛋，只顧著傷心和羨慕別人，多麼希望有人可以拉我一把，脫離這可怕的脂肪圈。

　　這時，我看到「尋找第二個權尾珍」的招募公告，它猶如一道巨大強烈的光芒，給了我無限的希望。於是，我花許多時間，認真用心的準備書面資料。在等待第一階段合格名單前，對我而言，每一天都是漫漫長夜；不過卻也感到相當興奮，感覺幸運之神即將降臨在我身上。

　　公開甄選面試時，我是倒數第二個，所以等待時間很長，也因為這樣，讓我聽到其他挑戰者的報名動機與意志。我也擁有類似的苦衷與煩惱，才會帶著壯士斷腕的決心前來挑戰，因此非常了解她們的心情，並心有戚戚焉，聽著他們與減肥奮鬥的故事，我竟然默默流淚了。我非常能夠體會他們的心情與傷痛，更加堅定我一定要成為「第二個權尾珍」的決心！

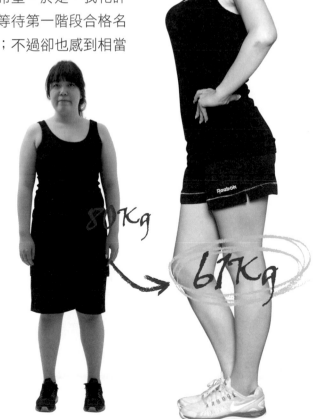

80Kg

67Kg

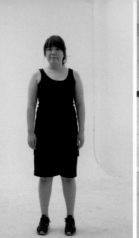 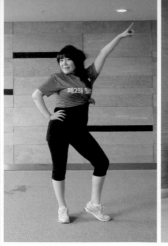 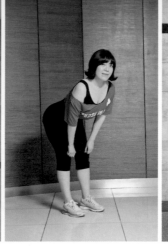 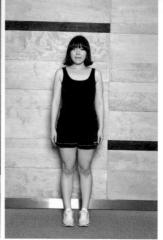

| before | 1 個月後 | 2 個月後 | After |

✿ 只要擁有意志力，一定能減肥成功

　　當公佈結果並喊到我的名字時，我沒有任何反應，雙手卻顫抖不已，我不敢相信自己竟然被選中了。當下我目瞪口呆，完全說不出任何話，只是滿懷感激，謝謝評審委員將機會賜給我。然而，迎接喜悅的同時，我看到落選者們的失望神情，讓我無法自顧自地大聲歡呼。我在心裡發誓，「我一定會連同你們的份，一起努力，這是老天賜予我的珍貴機會，我一定要減肥成功！」

　　開始進行瘦身的日子，終於來臨。在首場運動說明會上，安鎮弼教練說：「幫助因肥胖而飽受痛苦的人健康瘦身，並讓他們找回自信、擁有第二個人生，是我身為老師的使命。」

　　進行第一次醫院診療時，趙晟均院長也說：「我會和你們一起減肥，並在計畫進行期間，一同全力以赴、真心體諒並鼓勵你們。」我充分感受到安鎮弼教練和趙晟均院長的期待與真心，也讓我對老師們產生信賴感。他們為我而努力，因此我下定決心，要健康美麗地瘦下來，好好報答他們。

　　開始減肥的第一個月，受限的飲食是我最大的罩門，以前我常吃高納、高糖、高油等刺激性食物，以至於吃無鹽無油的減肥餐時，相當的難以適應與痛苦；運動課程對我而言，則是全新的學習與嘗試，因此我感到興奮與快樂。

　　第二個月起，減肥餐變得更嚴格了，運動強度也增強許多。每當進行肌力訓練時，因為我的肌肉量低於平均值，肌力不足，因此感到極其艱辛與痛苦。可是，越是這樣，我就越想要戰勝它，既然其他同伴都做得到，沒理由我不行。我用盡200%的努力，一邊哭，一邊將所有的訓練完成。

來到第三個月，天天進行高強度訓練，但是我卻感到比前一個月來得輕鬆許多，因為我的肌肉量已慢慢增加，不論數值檢測，還是身體的實際感覺，曾經肌力不足的我，體力也逐漸改善，變得更有力量。

知道我正在減肥的友人常問我：「會不會很辛苦？」我都是這樣回答：「不是辛苦，是很痛苦。」享受美食、發胖是一瞬間的事，但減肥卻需要花費比吃東西多10 倍、100 倍的時間去完成。**沒有減肥過的人，無法體會這是一件多麼辛苦的事；但它並非不可能的任務，只要你有堅強的意志力，就能戰勝肥胖。**

戰勝肥胖與忍受痛苦的意外收穫，是我得到朋友們的讚美和驚訝反應，諸如「也跟我分享一下減肥餐嘛」、「該運動幾小時呀？」、「妳是怎麼瘦下來的？」、「妳整個人瘦一圈耶」、「我也想減肥」等。因為減肥，讓我得到更多的關注與讚美，讓我樂於與大家分享成功祕訣。

由於成功瘦身，我開始喜歡「照鏡子」，也更有自信。以前都穿超大尺碼的長版上衣，現在則是想嘗試能展現自己身材的衣服。

以前，每次走路都搖來晃去、彼此相撞的大腿，現在不僅不會擦撞，更多了線條和彈力；曾經肥潤的臀部正逐漸變成如蘋果般的漂亮翹臀；象徵女人苗條又性感的鎖骨，以往被肥肉蓋住，任我怎樣摸也找不到，但現在即使不刻意出力，也可以看到鎖骨漂亮的凹陷處；當然更別提我的腹部贅肉，都不見了！

爸媽對於自己的女兒變得漂亮又苗條的模樣，比誰都還開心。每天早上，他們

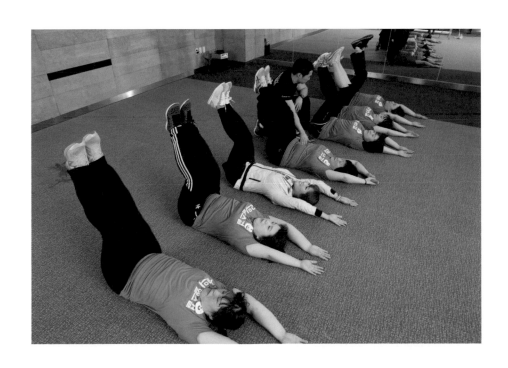

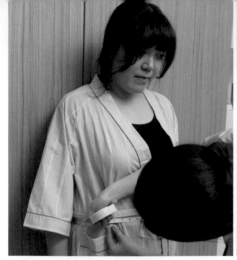
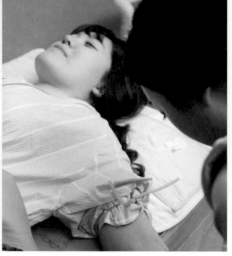

以「基礎體力檢測」作為「尋找第二個權尾珍」計畫的序幕，它讓我誠實面對自己不健康的身體。

　　爸媽對於自己的女兒變得漂亮又苗條的模樣，比誰都還開心。每天早上，他們會高興的談論我變瘦的身材，為此感到十分欣慰。因為計畫進行期間，我一度很敏感，常常對他們亂發脾氣，他們不但全然接受我的抱怨，還不遺餘力地協助我，為我加油打氣，讓我得以戰勝肥胖。

　　藉由這次減肥，我學會珍惜、愛護自己的方式。過去，因不良的生活習慣，我對自己的健康坐視不管；現在，我想用健康美麗的模樣，守護自己一輩子。儘管計畫結束了，並不代表我的目標就此結束，我仍有更多的目標。為了繼續維持健康與體態，我不會停止，我會繼續執行從老師們身上學到的減肥知識與運動，更加努力不懈、好好愛惜自己、維持窈窕身材！

✿ 關於減肥，惠妍這樣說

❶ 進行「尋找第二個權尾珍」計畫時，妳感受最深的是？

　　贅肉及脂肪，一瞬間就長出來了！這是我最深的體會。「消除肥胖」是一件需要耗費長時間且艱難又痛苦的苦差事。但它也讓我知道，「我這段日子真的吃得很享受，夠了！」深刻反省自己過去嫌東嫌西的壞習慣。

❷ 感覺疲累、想放棄時，妳怎麼鼓勵自己呢？

　　「這次一定要減肥成功」的意志十分堅決，所以我從未想過要放棄（笑）。不過，每次面臨痛苦不堪的關頭時，我就會向上帝祈禱，「上帝拜託您，協助我戰勝減肥吧！」此外，我也會想到關心我、為我加油打氣的家人朋友，還有想起我因為肥胖所遭遇的悲傷處境與苦衷。只要想到這些，我就會產生一股強大的力量，讓我能再次咬緊牙關撐下去。

❸ 因調整飲食覺得很累時，該如何控制體內的大食怪呢？

　　面對極度想吃，卻又不能吃的食物時，我會用聞的，或者請爸爸代為品嚐。我會直接將自己想吃的東西，放在爸爸的碗裡，然後在一旁看著他吃，好像光用看的就能感覺到美味，彷彿自己也吃下肚一樣。不過，爸爸吃得津津有味的同時，如果我問他味道如何，他都會說：「難吃死了。」以此安慰我，哈哈哈～～

❹ 可否推薦運動或減肥技巧，給常說「沒時間」的人？

　　不久前，我因為工作緣故，下班回家都已經晚上 10 點了，卻還是不忘要運動。**如果拿太累而無法運動當藉口，一直對自己的身體置之不理，肥胖與脂肪就會悄悄找上門。減肥能否成功，關鍵在於意志力。**如果你能下定決心、稍微勤奮些，只要比平常早起一個小時，利用早晨空腹狀態下，輕鬆慢跑一小時左右，對減重就會有極大幫助。

❺ 減肥期間，覺得最驕傲的地方是？

　　我曾因為減肥太累而感到極度痛苦，也曾獨自一人躲起來哭泣。可是，不論再怎麼辛苦、再怎麼艱難，我從沒想過要放棄。我對自己想要挑戰並達成目標的意志力感到佩服，這也是為什麼我可以走到現在的原因，我想對我的「意志力」拍手鼓勵，你們真的太棒了。

❻ 請為正在減肥的朋友們，加油打氣吧！

　　如果沒有嘗試，就不會知道自己的極限在哪裡。儘管害怕失敗，還是得「開始」，才會知道什麼是成功，什麼是失敗。縱使失敗也別氣餒，一定要再次挑戰。不斷嘗試與挑戰後，健康苗條的身材就是最美好的回饋，這份喜悅只有親自體驗才會明白。相信我，你一定能做到！

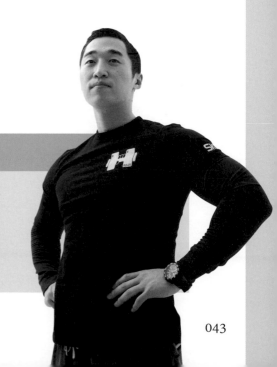

安鎮弼 教練的評語

　　惠妍小姐因為下半身的肌肉分布太少，導致她無法消化大量的下半身訓練課程，致使減重進度嚴重落後。為了提升她的下半身肌力和肌肉量，我加入更多訓練下半身關節的課程。最後，她終於達到上、下半身能保持平衡，並連續做深蹲動作 100 下以上的水準。

Case 3　試過各種減肥法，不但沒瘦，還胖到 92 公斤

　　首次見到秀仁姐姐，我便從她身上感受到坦率與單純。談到自己的故事時，她哭得十分傷心，似乎是所有挑戰者中，哭得最傷心的一位。她豪邁地擦去即使想忍、卻依然奪眶而出的淚珠，並用整隻手掌擦拭整張臉，我心想：「哇！她哭得真是豪邁啊～」

　　她說，學生時代因身材肥胖的緣故，內心留下陰影，那些傷口變成疤痕，就算沒犯錯，她也總是畏畏縮縮、沒自信，漸漸開始不愛與他人打交道。如果在外面受氣，她總會遷怒在媽媽身上，因此經常和媽媽爭吵，並為此感到難過。自年幼起，因為爸爸總愛說「多吃一點才會長大」、「有什麼就吃什麼」，讓她從小就很愛吃，她的家人也都很愛吃，因此經常吃外食。長大後，和朋友的飯局讓她開始變胖，喝酒的場合更不用說了，從第一攤吃到第五攤是家常便飯。

　　丹麥減肥法、檸檬排毒法、中藥、西藥、健身等，號稱能變瘦的減肥法，她全試過了。但就算瘦下來也難以維持，最後總會復胖，甚至比之前更胖。就這樣，減肥次數越來越多，要甩掉的肥肉也不斷增加，一而再、再而三地反覆復胖後，她胖到 92 公斤。

　　秀仁姐姐是幼稚園老師，孩子們天真無邪，總是不當一回事地說出令她受傷的話，像是「老師妳為什麼胖胖的啊？」她還說，孩子們都喜歡漂亮苗條的老師，所以不論對他們再怎麼好，孩子們也總會圍著漂亮苗條的老師。秀仁姐姐說，她在幼稚園裡的綽號就是「胖胖老師」。

　　秀仁姐姐成為挑戰者後，徹底改變了。本來從第一攤吃到第五攤的喝酒聚會，現在則只吃一到兩攤。現在喝酒時，會小酌一杯來取代吃下酒菜。（當然，進行計畫時，幾乎滴酒不沾。）家人們也不再說「有什麼就吃什麼」，全家一起改變飲食。而幼稚園的孩子們雖然還是叫她「胖胖老師」，但有些孩子會問：「老師，妳是不是變瘦了？」令她十分開心。

　　祝樂觀的秀仁姐姐能變成「苗條老師」，獨佔孩子們的愛！當然，也要獨佔男人們的愛喔！

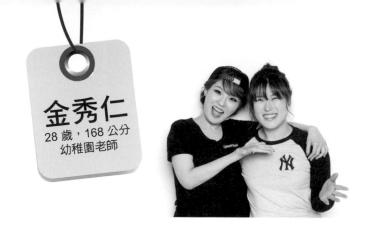

金秀仁
28 歲，168 公分
幼稚園老師

✿ 曾想放棄減肥，最後還是撐過來了

　　學生時代，朋友曾介紹我到餐廳打工，但老闆卻抱怨，為何介紹那麼胖的人來。在那之後，我就再也不去應徵打工，因為我害怕再聽到相同的話；和朋友一起出去玩，也因為常常被投以異樣的眼光，讓我漸漸拒絕與朋友的聚會，將自己封閉起來。

　　看到尾珍減肥成功的模樣，老實說，剛開始我的感覺是「電視節目這樣幫她，誰辦不到」。但是，後來在網路搜尋到尾珍的部落格，看著她的減肥日記與文章，我才發現，原來是我誤會她了，尾珍小姐受了許多苦，並從那天起，我成為尾珍的忠實粉絲。

　　「只要有意志力，誰都做得到」，這句話促使我報名「尋找第二個權尾珍」計畫。我認為這是一個難得的機會，因為我相信，這是尾珍小姐親身體驗過的，她比任何人都了解減肥者的迫切心情，並能感同身受，如果由她協助我減肥，一定能瘦身成功，擺脫肥胖。

　　面試甄選時，我是第一個，雖然很緊張，但我還是用開朗的嗓音，有條理地傳達我的決心與動機。結束後，我留在一旁觀看甄選，我感到十分難過，因為每則故事都令我心有所感，每個前來參加活動的朋友們，有過哪些心酸血淚，我多少猜得出來，也相當能體會。

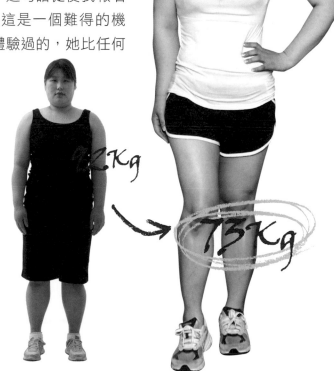

92Kg

73Kg

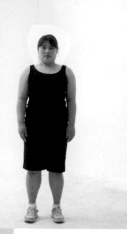
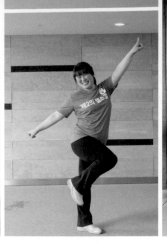
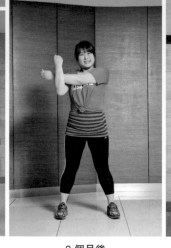
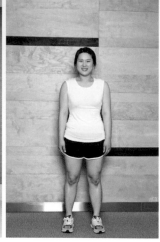

before	1 個月後	2 個月後	After

當結果發表，喊到我的名字與號碼時，我的心臟彷彿要爆炸一樣，好像作夢一般，我竟然被選上，幸運竟然會降臨在我身上，我的手顫抖不已。同時我看見其他落選者的表情，我心想「如果沒被選上，我肯定也會擺出同樣的表情；既然要代表這些人減肥，那我一定要成功。」

✿ 因為生病，我差點被打回原形

第一個月，或許是正向力量使然，任何事都令我感到快樂與新奇。發現自己稍微瘦了一點，我因而感到得意，開始喜歡運動，連減肥餐也覺得美味。照著尾珍的食譜做菜，讓我感受到烹飪的樂趣，同時也使我明白，她的料理不僅不會變胖，還能填飽肚子；覺得運動吃力，或想吃高熱量食物時，我總會想起甄選當天，不斷高喊的咒語「這一切終將度過！」

可是進入第二個月後，艱辛時刻來臨，使我再也想不起那句咒語和當初參加計劃的初衷。運動量增加，我覺得我根本沒辦法負荷，整個身體都很痛。每次進行運動課程時，都好想大啖烤五花肉，想念沒減肥、恣意享用美食的時光，腦袋一片混亂。後來因為身體不適，整整躺在床上五天，前往醫院檢查，醫生竟然說我得到「H1N1 新型流感」。

那時，正好是第一次減重任務的驗收時間。那瞬間，自己可能被淘汰的想法浮上心頭，我才驚覺，自己這段日子到底在想什麼，究竟做了什麼，這是多麼得來不易的機會，竟然想要放棄！一想到相信我的意志而選擇我的尾珍小姐、老師們，及其他夥伴們，我告訴自己「不可以放棄」。因此，即使身體不適，我也盡可能做一些簡單運動，只吃減肥餐，度過那段生病的日子。

一直以為我會在第一次減重任務中被淘汰，幸好上帝眷顧我，讓我幸運地逃過一劫。因此，我告訴自己，要從這一刻起，重新做好準備與心理建設，克服所有瓶頸，更加全力以赴的運動。

　　安鎮弼教練說，相較於其他人，我的肌肉量充足、肌力也好，擁有很棒的體能條件。不過，在加強耐力的有氧訓練上，我卻表現得很差，每當搖擺不定想要放棄時，教練就會對我說：**「想維持窈窕體態，有氧運動是關鍵。」** 一聽到這句話，我就會立刻擺動雙臂和雙腿。更開心的是，我在第二次的減重任務中，得到第一名！

　　就這樣度過了數次難關後，不知不覺來到第三個月。第三個月起，我開始逐漸適應，不僅能開心享用減肥餐，運動能力也進步許多，一般強度的運動都能順利完成。甚至，被冠上「肌力王」的封號。因為我可以連續做 300 下深蹲不休息，連我自己都覺得不可思議，我真的很厲害，對吧？

　　經歷過幾個月的時間，我發現身邊出現許多變化。原本靜靜待著也會氣喘吁吁的喘息聲，竟然消失了，再也不會上氣不接下氣；藏在肉肉臉下的顎骨開始現出原形；如細針般的小眼睛，變得像蝦子一般大；鼻子也變高了；出生後，首次穿上腰圍 29 吋的褲子，或許 29 吋對其他人來說不足為奇，對我而言，卻是淚水跟汗水換來的珍貴數字。於是，我將家裡的鬆緊褲和以前穿的褲子全部扔掉，決心不再穿它們了。此外，連膚質都改善許多，原本黝黑黯淡的臉變得更明亮、漂亮，現在才真的像是 28 歲的小姐，走在路上，大家都叫我小姐，而不是大嬸。

　　以前只要放假，就會賴在家裡看電視、吃東西；現在只要一有空，我就會出門健走或登山，生活習慣完全改變；以前，猶如戰場的家再次找回和平，過去總是和媽媽爭吵不休，現在她甚至會不時為我添購美麗的新衣服，因為減肥，母女關係也改善了。**不只我的飲食習慣改變，全家人也跟著改變**，像是將白飯改為糙米飯、冰箱的五花肉都變成雞蛋、水果和蔬菜等，都是這些日子以來的奇妙變化。

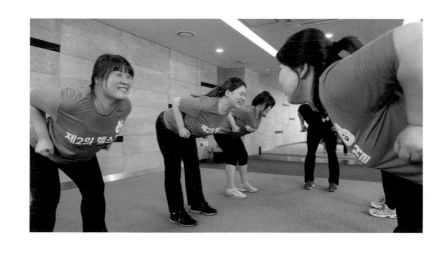

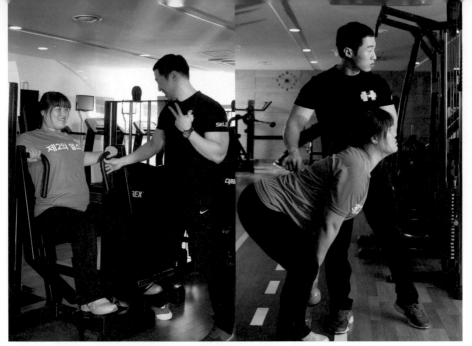

金秀仁小姐的肌肉量充足、肌力好，但在有氧運動上的表現，相對較差。

　　我要再次對讓我重生的「尋找第二個權尾珍」計畫的相關人員致謝。剛開始，我為自己訂的目標是體重變為 6 開頭，而現在距離那個目標也不遠了，但就算達成目標，也絕不表示一切已結束，我要朝向 5 字頭邁進。似乎該輪到我將這三個月所學到的東西，以及現在的身體狀態，化為自己的產物。**意志力比減肥更重要！**希望一年過後，能以「第二個權尾珍續集」的主題，與大家再次見面！在那之前，我會更加愛惜自己，也會更認真努力。

✿ 關於減肥，秀仁這樣說

❶ 進行「尋找第二個權尾珍」計畫時，妳感受最深的是？

　　參與計畫期間，似乎是我從出生以來，頭一次生活得如此規律而勤奮。透過規律生活，我重拾身體健康，更獲得健全的心靈。藉由遵守減肥餐和運動，得到無比的成就感，更因此獲得許多讚美與鼓勵，找回自信。它讓我知道，「這些日子我真是太放縱自己了！」以前我常想，「明明沒吃很多，但為何會變胖？」這個答案，我在計畫中找到了。因為親手料理食物，知道多少分量是對的、什麼食物是健康的，過去那樣瘋狂大吃，不胖才怪，哈～

❷ 感覺疲累、想放棄時，妳怎麼鼓勵自己呢？

　　我會告訴自己莫忘初衷，喚醒當初想要成為第二個權尾珍的渴望，並在內心不斷高喊「這一切終將度過」，然後一直對自己說：「就算辛苦仍要減肥，既然要減，看妳是要全力以赴？還是應付了事？」

❸ 因調整飲食覺得很累時，該如何控制體內的大食怪呢？

　　我會吃松仁或杏仁，只要吃一顆，就能馬上消除飢餓感。另外，我也會像尾珍一樣，大量喝熱茶，似乎只要喝熱飲，立刻就會有飽足感。我聽說橘子茶香氣好、又能分解體脂肪，只要感覺飢餓時，我就會多喝橘子茶。

❹ 如何戰勝最煎熬的時刻，順利渡過難關？

　　我開始減肥沒多久，就碰上過年，那時最痛苦了。我擔心自己一個人會亂吃東西，所以會請別人（通常是媽媽或同事）監督我；盡量出門走走，像是登山、散步或健走。由於住家附近有許多餐廳，我會盡量避開這些地方，以免引起食欲。

❺ 面對停滯期，妳使用的獨門技巧是？

　　午餐時，喜歡吃的蔬菜就多吃一點，我很喜歡香菇和大蒜，常趁中餐時吃很多，如此一來，可稍稍擺脫食物受限的壓力。另外，我也會看美食節目並做筆記，藉此忍住食物的誘惑。只要想著減肥成功後就可以吃，多少能得到一些慰藉。

❻ 可否推薦運動或減肥技巧，給常說「沒時間」的人？

　　我強力推薦「頸部運動」，慢慢地將頸部向左、向右環繞，畫一個大圓。這個運動隨時都能做，做完後，從脖子到肩膀都會很舒服，不僅能消除疲勞，還能美化頸部線條。另外，**搭公車或捷運時，不妨提早下車，步行前往目的地，或是盡可能繞遠路，增加走路機會。**

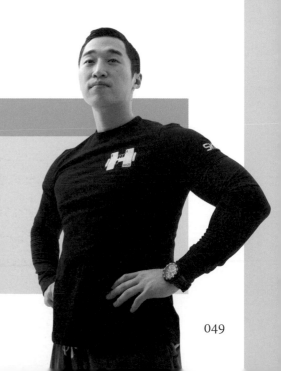

安鎮弼 教練的評語

　　比起同齡女性，金秀仁小姐的肌肉量多，肌力水準與力道極佳，但是缺乏女性獨有的曲線。一般來說，肌力狀態好的人，柔軟度相對不足，但若想擁有迷人的窈窕曲線，必須同時兼顧肌力與肌肉的柔軟度。

　　於是，我特別為她設計與加強可有效「雕塑身材」的有氧運動。最後，不僅順利維持她的肌肉量，也重拾凹凸有致的美麗曲線。

年過五十，
生完第一胎就胖到現在

喜玉姐姐在 1963 年出生，是挑戰者中，年紀最年長的韓國大嬸，她有一位小我一歲的女兒和一位就讀大學的兒子。喜玉姐姐是在女兒的推薦下前來挑戰，看得出她的意志堅決。我向其他挑戰者發問，卻無法對喜玉姐姐開口提問，我始終低著頭。因為看到她，就會想起我媽媽。

喜玉姐姐和我媽媽年輕時一樣，都很苗條，但生完第一胎後，體態便逐漸走樣變胖。喜玉姐姐希望能在瘦下來後，和女兒一起逛街，買母女裝來穿；也想拍全家福。聽她說減重後想做的事，竟然和我媽媽有許多相似之處，讓我聽著聽著都哭出來了。

很開心喜玉姐姐成為本計畫的挑戰者之一，卻也有些擔心，因為年紀較大的她，女性荷爾蒙分泌不足，體能狀態不如年輕人。雖然有事先告訴她，會比其他挑戰者辛苦，她卻說：「這樣反而讓我更有鬥志，我會好好表現。」

她也確實充當起媽媽的角色，無微不至地照顧大家。採買甜椒、青花菜等食材時，她也會幫其他人買；運動後，她總是將點心分給我。簡單來說，她是連花生都會剝一半與人分享的迷人姐姐。

儘管要拿出勇氣挑戰自己過去不曾嘗試的東西，有些困難，但還是建議大家都能盡情享受並接受挑戰。看看 53 歲的喜玉姐姐吧！她用不屈不撓的意志與韌性，戰勝歲月與身體的荷爾蒙，減重成功，改善健康。

喜玉姐姐親自驗證了「挑戰失敗不可恥，逃避挑戰才可恥」這句話的真諦，我衷心敬佩她。人生中有許多事情，沒有所謂的「太晚」或「太早」之分，只有「做」與「不做」之別，這一切都要取決你怎麼決定了。

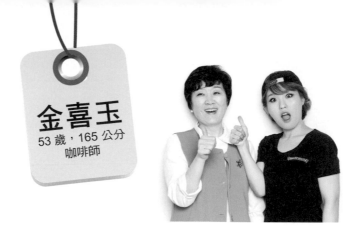

金喜玉
53 歲，165 公分
咖啡師

✽ 就算年紀大，我還是想減肥

　　我是〈搞笑演唱會〉的忠實觀眾，那時我就對尾珍小姐瘦身有成的結果，留下深刻印象。某一天，我女兒秀出「尋找第二個權尾珍」的招募公告給我看，極力推薦，要我也去挑戰看看。

　　尾珍還很年輕，想要減肥成功應該不困難；但我已超過 50 歲，減肥對我而言並不容易。過去，我的上腹突出，上下樓梯相當吃力；膝蓋也十分疼痛，所以走起路來也是一跛一跛。儘管如此，我還是抱著挑戰看看的決心申請，且極其幸運能參加第二階段的面試。

　　參加徵選面試當天，除了工作人員，我是第一個到場的，所以我看著挑戰者陸續抵達現場，全是與我女兒年紀相當的年輕人，頓時讓我覺得好丟臉，一把年紀了，還跟人家競爭參選「第二個權尾珍」，讓我感到相當難為情。

　　但是，當甄選開始後，聽著大家述說自己的減肥經驗與動機時，我相當感動，原來大家都因肥胖飽受困擾，生活的如此痛苦，聽著聽著，我幾乎快哭了。

　　發表結果時，跳過了我的號碼，比起失落感，我反而鬆了一口氣，畢竟要和年輕人一起運動瘦身，似乎沒有想像中容易。

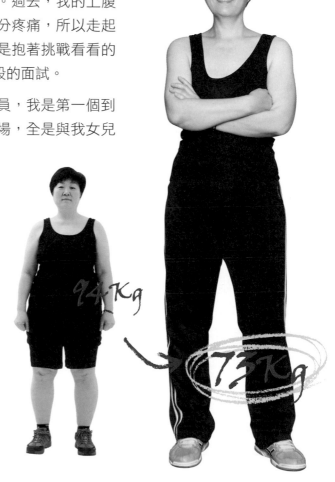

94Kg

73Kg

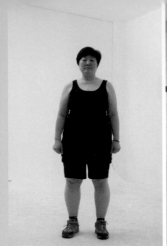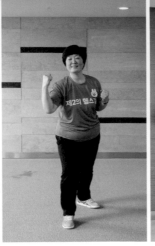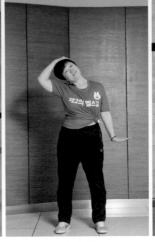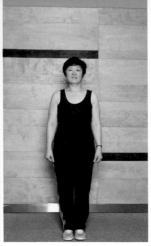

| before | 1 個月後 | 2 個月後 | After |

然而，他們竟然在最後一刻，叫了我的名字與號碼，告訴我合格，並祝賀我。或許審查委員也因為我的年紀，而有一些傷透腦筋吧！儘管和年輕朋友們一起擁有這樣的機會令我有些畏懼，但一想到不會再有第二次，我還是很開心。

✿ 減肥絕不能挨餓，三餐都要吃

結婚後，呼吸就是我唯一的運動；穿上運動服、站在老師面前，才感覺「啊，我真的在運動」。礙於年紀比別人年長，我告訴自己，不要造成別人的困擾，要努力跟上進度。

第一個月是根據《Oh My God！我瘦了 50 公斤》裡的減肥餐飲食，同時也開始運動；對原本一天只吃一餐的我來說，分量相當多。雖然親自下廚也有助於減肥，但事實上，要實踐並不容易。不過，一邊看書，一邊效仿尾珍做的減肥餐，不但有趣，也很好吃，再搭配運動，讓我不知不覺就瘦了。

隨著時間過去，我謹記教練和醫生的建議，將我最愛的泡菜從腦袋中清除，只吃無鹽食物；有別於其他夥伴，女性荷爾蒙不足的我會在飯中混合糙米和富含雌激素的黃豆。剛開始我覺得「吃無鹽食物？那要怎麼吃？」但嘗試後才發現，過去沒能體會食物的原始風味，真是浪費啊～

剛開始減肥時，所有人都很擔心我，因為我已有些年紀，在體重減少的同時，瘦下來的部位可能也會鬆弛，尤其以「臉部」最為嚴重。但我真的很幸運，臉不但沒有鬆弛，反而往上提升，皮膚恢復彈力，膚色明亮許多，甚至常被問是擦什麼保養品。會有這樣的改變，就如同老師們所說，「**減肥不是挨餓，三餐都要吃，且務必攝取蛋白質**」，這真的是金玉良言啊！

當我逐漸適應肌力訓練後，體重開始減輕，身材也變苗條。約莫過了一個半月，身邊友人也為我的改變感到驚訝。減肥期間，我創造了嶄新、愉悅的回憶。KBS 電視台的〈生生情報通〉前來拍攝我瘦身後的模樣，我覺得相當新鮮與驕傲。節目播出後，許多人看到我上電視的模樣，都會向我請教瘦身方法與訣竅。

這一路成功減重，我要感謝的人太多：託安鎮弼教練、韓尚熙老師、各位教練的福，我才能走到現在這一步；是金敏英院長給我建議、為我做好健康管理及調整心態，才能帶領我到現今的位置；在其他挑戰者們的陪伴鼓勵下，我才得以成為現在的美麗大姐頭；以及《女性朝鮮》的杜景雅記者、策畫這項減肥計畫的元祖瘦身女孩權尾珍小姐，真的很謝謝妳們。

最後，我要感謝我親愛的家人，謝謝你們在我身邊，接納我所有的抱怨與脾氣。特別感謝鼓勵我參加挑戰的貼心女兒、代我在咖啡廳工作的帥氣兒子、在外打理三餐並同時帶給我勇氣的先生，還有流露不捨眼神、鼓勵我的媽媽，我愛你們。

雖然和其他挑戰者們一起減肥，既愉快又幸福，卻也相當辛苦，我不想再回到過去的模樣了。**我想維持現在的樣子，然後一輩子健康地減肥。**縱使無法像現在一樣進行多樣化的運動和訓練，但我會努力養成每天運動一小時的習慣，三餐健康吃，更不會忘記迄今所學的一切。

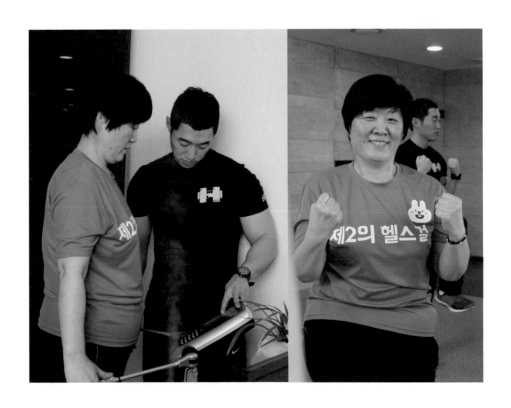

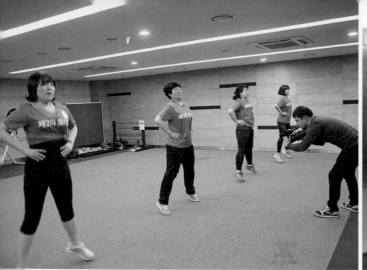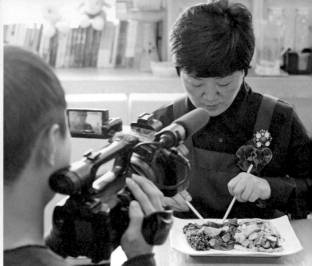

儘管大家一起拍攝，但因為主題是「中年女性如何甩掉腹部肥肉」，所以我的鏡頭比較多。

✱ 關於減肥，喜玉這樣說

❶ 進行「尋找第二個權尾珍」計畫時，妳感受最深的是？

　　一直以來，我嘗試過各種減肥法，也相當依賴減肥藥或食品；但像這次有系統地調整飲食、運動，還是頭一遭。和其他挑戰者一起減肥，比獨自瘦身更有衝勁，還能互相幫忙、鼓勵，真的很棒。看到自己逐漸恢復窈窕身材，我十分開心。

❷ 因調整飲食覺得很累時，該如何控制體內的大食怪呢？

　　忍不住想吃時，我會看美食節目過乾癮，並告訴自己「什麼食物該小心」、「什麼食物可以吃」，望梅止渴，用眼睛滿足口腹之欲。

❸ 如何戰勝最難熬的第一個月？

　　那段時間，女兒代替母職，不論什麼事都會陪我完成；兒子打工結束回家後，會犧牲睡眠，繼續替媽媽顧店；先生因不忍我受到食物的香味誘惑，三餐都在外面解決。或許是家人們的鼓勵與協助，才讓我戰勝每個艱熬時刻。

❹ 瘦身後，最大的改變是什麼？

　　不知從何時起，我一直用笨重的身體在生活，忘記輕鬆及自由。晚上睡覺時，只要側躺，肚子就會發麻而睡不著；但現在，那股感覺完全消失了。

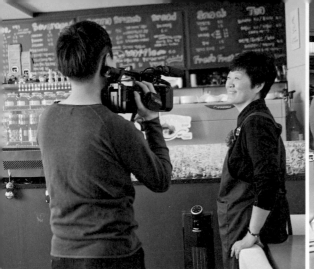
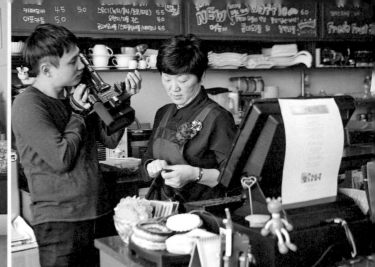

❺ 面對困難，我所領悟的獨門技巧是？

　　減肥期間，為了慶祝女兒畢業，去了一次吃到飽餐廳。環顧四周後發現，其實我能吃的蔬菜也不少。醫生說的話果真沒錯，**「不論什麼食物，只要養成細嚼慢嚥的習慣，就不用怕胖」**。

❻ 可否推薦運動或減肥技巧，給常說「沒時間」的人？

　　只要是可獨自站立的空間，就能進行深蹲、拉舉、伸展操等動作。因為我的脖子經常痠痛，只要有空，我就會做頸部伸展運動。

❼ 請為正在減肥的朋友們，加油打氣吧！

　　當你想到「我都這把年紀了，還能做什麼？」時，就是減肥的最佳時機。挑戰看看吧！連我都成功了，你一定也做得到！

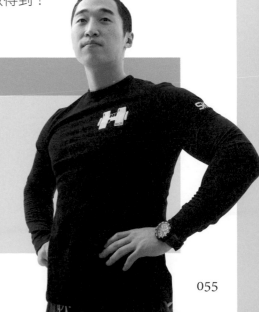

安鎮弼 教練的評語

　　起初因為年齡比其他挑戰者高出許多，導致體力受限，使她喪失自尊心，擔心會造成其他挑戰者們的困擾，因而運動的表現有些退步。不過，透過教練與夥伴的不斷激勵、諮詢與鼓勵，漸漸培養出信心，最終得到不錯的成績。

　　這也證明不論年齡，只要透過正確的運動及飲食管理，想要瘦身成功，絕不是天方夜譚。

患有嚴重的暴食症，
肚子甚至比胸部還大

　　雅拉年紀和我一樣，她扭扭捏捏、雙手動來動去，宛如活在自己世界的少女，這使我對她更感興趣。她看似不停在嘀咕些什麼，我聽不太清楚，於是便拜託她靠過來些。她說，一直以來都在減肥，因為不定期的節食，讓她只要一到吃飯時間，就會狼吞虎嚥地吃更許多食物，即使肚子要炸開了，也繼續塞食物。這是因為她中了「暴飲暴食」的毒。我也經歷過，所以相當清楚。明明知道不該這樣，也保證這是最後一次，卻老是再犯，這就是暴飲暴食。

　　隨著身材變胖，自尊心也因此下降，只能躲在自己的世界裡。於是，她過著作息不規律的生活，也鮮少與朋友聯絡。甚至，她的肥肉全部集中長在肚子上，相較於其它部位，雅拉的腹部贅肉明顯突起，十分顯眼。

　　雅拉說，在〈搞笑演唱會〉上看著 103 公斤的權尾珍，認為她絕對不可能瘦下來；現在她卻親眼看到減肥成功、並站在自己面前的權尾珍，覺得相當不可思議。她說，只想瘦得像權尾珍一樣，剛剛好就好。

　　藝人通常擁有完美身材與姣好臉蛋，一般人要和藝人看齊，多少有些不切實際；相反地，她似乎覺得能趕上我，甚至可以超越我，於是，挑戰我的意識便在她的心中熊熊燃起。

　　運動完後，我經常和雅拉一起搭捷運，她對藝人也會搭捷運感到嘖嘖稱奇，頻頻地自言自語，但大家都聽得見。她還偷拍我，我當場問她：「妳偷偷拍照啦？」她則害羞地說：「要刪嗎？可是妳真的很漂亮。」我大笑地說：「當然不用啦～我們一起自拍吧！」於是我們開心地在捷運拍照。

　　如今，雅拉過去比胸部還突出的肚子，已消失得無影無蹤。

　　雅拉，在我的記憶中，妳始終就像溫暖春日。多虧妳說想變得像權尾珍一樣，我才能努力當個不害羞的權尾珍，由衷感謝妳。妳告訴我，「除了羨慕別人，也要改變自己。」託妳的福，從今天起，我決定要羨慕演出〈祕密花園〉的金思朗了。總有一天，我也會擁有和金思朗一樣的身材吧？噗，哈哈哈～～

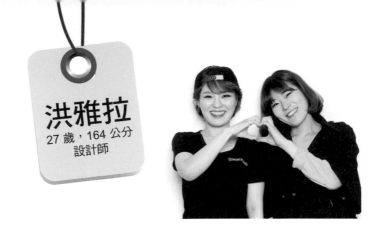

洪雅拉
27 歲，164 公分
設計師

✿ 尾珍是我的目標，我想變得跟她一樣

　　收看〈搞笑演唱會〉的〈瘦身女孩〉單元時，我心想，當時比我胖的尾珍就算減肥，又能瘦多少呢？然而，我每週都看到她又變瘦的驚人模樣，看到比我胖的尾珍竟然變得比我苗條，我既感佩服、又覺羨慕。於是剎那間，「變漂亮的尾珍」成為我的理想目標，我開始愛上她的部落格，閱讀她每一篇文章。

　　我常覺得，如果我也能像尾珍一樣，有人在旁特訓，一定也可以變瘦！恰巧在部落格看到招募「第二個權尾珍」的內容，我毫不猶豫地立刻報名。甚至連令人羞怯的全身照也一併寄去，希望他們能選我。

　　面試甄選當天，我看見許多和我有相同煩惱、談論減肥失敗經驗、因肥肉而受創的人們。聽著那些故事，我深刻感受到一件事，「我真的好想健康瘦身。」我心想，就算因為緊張而無法完整表達想法，也要用眼神傳達我的決心！

　　莫非是我充滿意志的眼神，讓評審心領神會？發表結果時，竟叫到我的號碼，我的心臟跳的好快，外表處於呆滯狀態，內心卻大喊「好耶！萬歲！」。

　　不論是為了淘汰者還是未來即將變美的自己，我下定決心，一定要認真減肥。如同我看到尾珍後，受到激勵般；我也希望將來有人看到我後，能受到激勵。

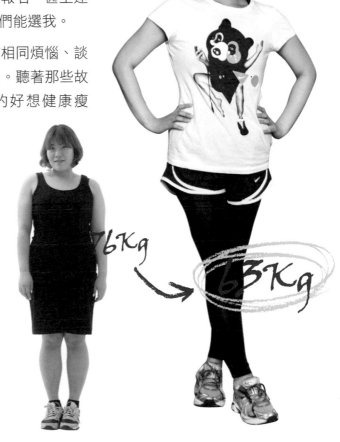

76Kg → 63Kg

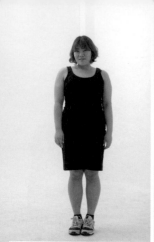 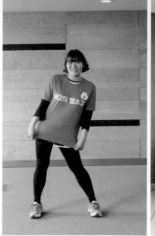 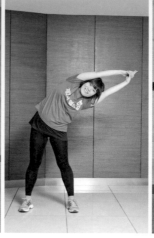 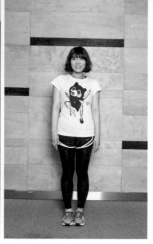

| before | 1 個月後 | 2 個月後 | After |

✱ 變瘦的身體，是減肥的最佳動力

　　甄選後，第一次和教練與主治醫師見面，才讓我感覺「原來我真的當選為計畫挑戰者之一了！」我想像著 100 天後煥然一新的自己，仔細聽著老師們說的一字一句，告訴自己相信他們，跟著他們走到最後，絕對沒有錯。

　　第一個月，我整頓好過往鬆懈的生活，全心投入減肥，儘管有些辛苦，卻讓我頭一次親身感受到「我現在正在健康減肥」，我感到非常快樂，且新鮮感十足。以前打死我都不運動，現在一週運動六天；雖然有時也會食欲難耐，但是只要想到，要不是因為以往糟糕的習慣，身體也不會搞砸，不是嗎？於是我再次打起精神，告訴自己「對我來說，現在是最佳機會，非瘦不可。」

　　幸好一個月緊挨著一個月過去，不規律的飲食生活所造成的胃痛也改善許多，身體也逐漸輕盈。以前很討厭活動，最近則老是想到處走走。此外，慢慢適應運動後，我才明白，原來運動也能紓解壓力。

　　邁入第二個月，每個人都有不同的減重任務，減肥餐也比以前精簡；當然，運動不僅強度增強，連時間也增加了。雖然很快就適應減肥餐，但運動真的很累人。有時我會想，「如果能在運動中被溶解，該有多好」。可是，我馬上就會清醒，「要溶解的是脂肪，不是我呀！」一邊想，一邊打起精神，完成所有運動課程。

　　遇到難關只要撐過去，明天就能更苗條，只要看到身材正在改變，自然就會乖乖吃減肥餐，也會努力運動。現在，我不用出力也能看到過去被脂肪掩埋起來的鎖骨，或是摸到骨盆，連我自己都嚇一跳。

另外，媽媽每天說著「妳真的瘦很多耶！」更讓我明白，這些日子的努力真的沒有白費。以前到服飾店時，會擔心尺寸不合而猶豫不決；現在則是大方地走進去，拿著以前尺寸不合的衣服，故意說這件衣服好像穿不下，店員就會立刻說：「是您要穿的嗎？這個尺寸您一定穿得下～」只要聽到這句話，我就會更有自信，也更加快樂。減肥的最棒的結果就是，我喜歡越來越有自信的自己。

✱ 關於減肥，雅拉這樣說

❶ 因運動感到疲累、想放棄時，妳怎麼鼓勵自己呢？

想著運動只是暫時的，然後咬著牙撐過去，並告訴自己，一天當中，運動時間再長，最多也只有 3 小時。稍微忍耐一下，就能安穩躺下睡 6 小時了。

❷ 因調整飲食覺得很累時，該如何控制體內的大食怪呢？

我沒料到自己這麼能忍受食欲，甚至讓我覺得，過去依賴減肥藥的自己像個大笨蛋。現在我反而難以忍受吃太多、肚子太飽的感覺，所以會酌量用餐。為了不讓自己一直狂吃，我會出門走路、透透氣，這是我抑制食欲的最佳辦法。

❸ 如何戰勝最煎熬的時刻，順利渡過難關？

我有時會突然覺得「我這是在做什麼」，我也想跟其他人一樣去吃好料；也想和家人一起做美味料理；心情不好時，也想喝酒。可是，我又會想，就是因為一直以來都那樣生活，身材才會走樣。於是，重新打起精神，告訴自己「未來能吃美食的時間還很多，但這次減肥一定要成功」。

❹ 面對阻礙，所領悟的獨門技巧是？

減肥時，恰逢親姐姐的結婚典禮，看到一堆美食在我眼前，實在很痛苦。不過，我想起和自己的約定，並低頭看了自己的身材，「嗯，要甩掉的肥肉還很多」。我忍住誘惑，盛了一盤滿滿的蔬菜，吃得津津有味。

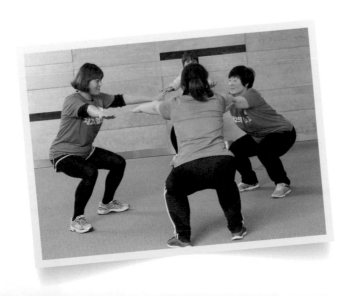

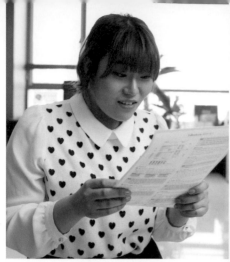
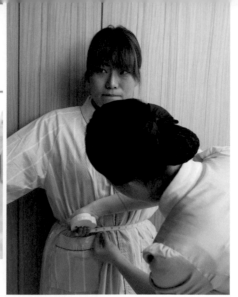

減肥第一天，在醫院拿到健康檢查結果後，
發現過去竟然如此疏於管理身體！

❺ 減肥後，身體最大的變化是什麼？

　　以前只要稍微動一下，就覺得好累、好麻煩，不喜歡流汗的感覺。現在完全不覺得麻煩或累人，身體輕盈了許多。以前只想待在家，現在則沒事就想出去走走。雖然我也覺得自己變瘦，但似乎是聽見身邊的人這麼說，我才更有真實感。尤其每天見面的媽媽，她總說「現在那件衣服不會緊了耶」或「身材確實變苗條了」，我才明白，這些日子以來的努力沒白費，我真得很開心。

❻ 可否推薦運動或減肥技巧，給常說「沒時間」的人？

　　搭捷運或公車時，可提前在目的地的前一、兩站下車，步行前往；或以走樓梯代替搭電梯。我會在等捷運時，下意識地伸展小腿肚，活動身體。

❼ 請為正在減肥的朋友，加油打氣吧！

　　如果要減肥，就別找一堆藉口，何不現在就開始呢？嚴禁採用奇怪、荒謬的減肥法！藉由健康減肥，讓身體、心靈都變漂亮吧！

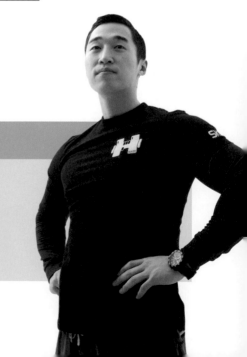

安鎮弼 教練的評語

　　洪雅拉小姐的心肺耐力很好，但因為上半身肥胖，造成膝蓋內側往內傾斜。此外，內側的大腿肌肉太少，所以我特別為她設計專攻內側的姿勢，進行個人訓練。最後，她的完成度高達 80%，下半身的肌力也明顯改善。

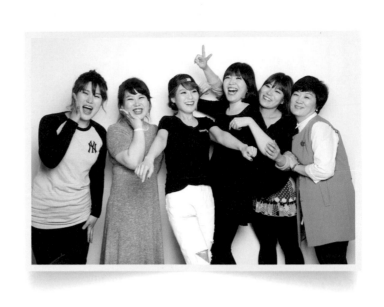

我們都瘦了，你一定也能成功！

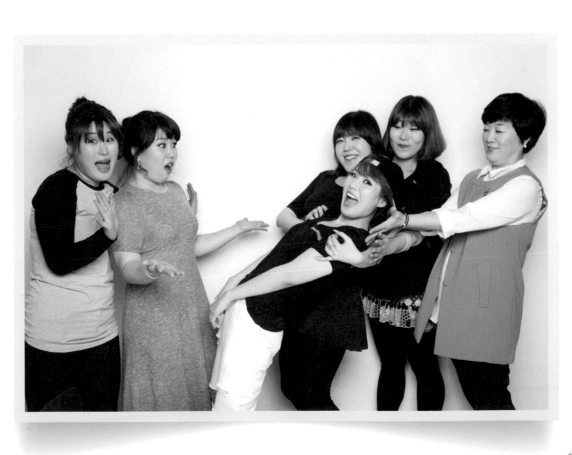

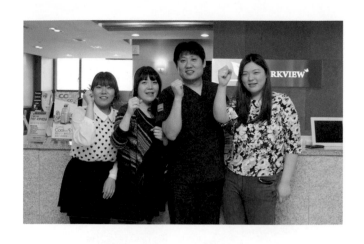

從飲食和運動著手，
你就是下一個瘦身女孩

Parkview 醫院──趙晟均院長

　　肥胖可說是能量攝取與消耗之間的戰爭。吃太飽、活動量少，是許多肥胖患者共通的生活習慣，同時也是導致體重增加的普遍例子。

　　大家對於減肥和健康的關心度日趨提高，但是，為什麼基礎代謝量和身體活動量反而持續下降，肥胖人口逐漸增加呢？這可說是現代社會的一大課題。

　　我與挑戰者們面談、確認健康狀態後發現，她們的身體質量指數（BMI）皆是重度肥胖；而且在代謝症候群的多項標準中，她們被歸納於腰圍超過 80 公分以上、三酸甘油脂數值超過 150 毫克以上、空腹時血糖大於 100 毫克以上、高密度脂蛋白膽固醇未滿 50 毫克（女性）的狀態。在開始運動及控制飲食前，我各自向挑戰者們確認後發現，她們的共通點都是「飲食不正常及沒有運動的習慣」。

　　我分別向挑戰者說明她們的血液檢查結果及身體組成分析，讓她們對「肥胖」有所認識，並強調這是疾病。原因在於，肥胖是高血壓、糖尿病、心血管疾病，還有腦中風等疾病的主因。同時，我也告訴她們，太胖會縮短壽命。挑戰者們有肥胖家族史，比起其他人，基礎代謝量較低，必須付出更多努力，才會有顯著改善。肥胖患者攝取過多能量，相反地，消耗量卻明顯不足。與挑戰者的談話中發現，她們習慣食物要吃到十分飽，也有些人靠食物紓解壓力。隨著身體逐漸增重，她們變得更討厭運動，只能活在「運動很累」的惡性循環中。

✿ 「減肥」是一輩子的課題，要持之以恆

「別太晚吃晚餐、避免吃高醣食物、禁酒」，這三項是減肥必要條件，如今已成常識。藉由適當的減肥食譜和優秀教練，我們提出擺脫肥胖的計畫，並提倡「過去是過去」的理念，秉持為健康而非減重努力，投入減肥計畫中。

其中一位挑戰者經過三個月，從 77 公斤減到 63 公斤，BMI 則從 28.4 降回 23.4 的正常範圍；不過，肌肉量卻是藉由運動來維持。減肥時，如果肌肉量也跟著減少，日後將容易引起溜溜球效應，並影響基礎代謝的速度，導致復胖。再者，肌肉量要充足，才能改善身體的彈性，預防皮膚鬆弛。在體重驟然減輕的情況下，膠原蛋白、水分及蛋白質也會消失，導致肌膚彈力衰退。因此，**一天需攝取 1.5 公升以上的水分，多吃雞胸肉等豐富蛋白質食物；而富含單寧酸的栗子和蘋果，也有助於補充膠原蛋白。**

恭喜所有參與本計畫的挑戰者，皆成功達到自己的目標。看到所有挑戰者都減輕體重、恢復自信，變得既漂亮又開朗的模樣，是最令人感到欣慰的一件事。因為過去的衣服變大、不合身而買新衣，不僅代表減肥成功，似乎也象徵準備展開嶄新的人生。

我叮嚀她們，體重減輕後，容易引起溜溜球效應，因此，無論何時都要抱持「繼續減肥」的想法生活。當然，要一輩子遠離喜愛的食物並不容易，但我認為，只要養成運動習慣，適量飲食，就沒有問題。各位，一起加油吧！

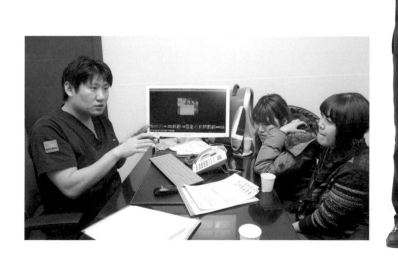

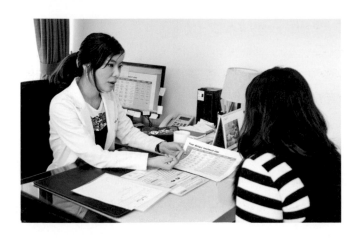

改變吃的食物，是變瘦的開始

Cheongdamheal 醫院──金敏英院長

　　我對挑戰者們說的第一句話是：「不論誰瘦最多，三個月後，一定要成為最美、最有魅力的人！」還要將此刻想遮掩身材、沒自信、只羨慕他人外貌的想法完全拋開；愛惜自己、激起自信心才是最大目標。我在想，或許每次在診所與挑戰者們見面時，真心祝賀她們的改變，並不吝於讚美，對她們而言，就是最大的幫助。

　　金喜玉女士在年齡、體力上很吃虧，而且血液檢查中，也有高脂血症、維生素不足、肝指數過高等問題。因此，有效燃燒脂肪的同時，改善營養狀態也很重要。於是，我連同能緩解疲勞的維生素 C、改善肌肉疼痛的鎂也一併讓她服用。或許正因如此，在她身上也看得出完全不輸給年輕人的體力及減重效果。

　　金秀仁小姐是典型的宵夜中毒者，習慣吃又辣又鹹的食物且暴飲暴食。這種情況下，一旦減肥結束，溜溜球效應便會因無法抑制食欲而急速找上門。因此重新調整心態很重要，一旦想大吃時，就先閉上雙眼、暫時想像自己身旁有個又黑又大的黑洞後，再將那些想吃的食物和正在享用食物的人丟進黑洞中。她說，拜此所賜，每當忍不住想吃時，都能運用想像力，忍住危險的瞬間。

　　李媛熙小姐過去習慣吃食欲抑制劑減肥，但只要中止用藥，就會面臨溜溜球效應，接連反覆的情況下，導致體重超過界限。一旦荷爾蒙失調，分解、燃燒脂肪的過程就會變慢。減肥時最重要的是「改變飲食習慣」，提供充分營養，以便有效燃燒脂肪及維持荷爾蒙。

✿ 改變飲食習慣，有助於減輕體重

　　運動和飲食是減肥的核心。不過，該進行多久及該怎麼做，則需根據個人體力、生活習慣或健康狀態等條件來決定。減肥是為了自己的健康，絕不是為了讓別人看見。絕對嚴禁因減肥造成壓力、疲勞、危害身體等事情發生。以下教導大家一些減肥訣竅，希望可以幫助各位，迎向美麗與健康。包括：

❶ 少吃蛋糕、麵包，減少碳水化合物的攝取

　　碳水化合物會使血糖上升，尤其是單醣類，會使血糖急遽飆升，因而造成胰島素分泌量及分泌次數急速增加。一再反覆這種情況，體內分泌的胰島素數量便會增多，而細胞接受信號的過程也會跟著大亂。如此一來，血液中的糖分會被拉進細胞中，即使體內在分泌胰島素，細胞也無法讀取從身體傳來的「將糖分當作能量」信號，我們將這種情況稱為「胰島素抗性」。

　　一旦身體產生胰島素抗性，血糖將無法立即降低，同時也無法在細胞中被當作能量使用，進而變成體內脂肪。因此，我建議各位多吃糙米飯、香蕉、地瓜等食物，避免吃蛋糕、麵包，及用麵粉製成的所有食物。

　　減少碳水化合物的攝取，並多吃牛肉、雞胸肉、水煮蛋、荷包蛋、魚等食物；點心則以一杯低脂牛奶或一片起司代替。

❷ 先吃菜再吃飯，顛倒用餐順序

　　在減肥過程中，我請挑戰者們顛倒「用餐順序」，先吃涼拌菜和青菜，最後才吃糙米飯。這有什麼效果呢？

　　涼拌菜和青菜因不鹹、不辣，必須稍微炒過或沾上少許紫蘇籽油再食用；飯則是因為用餐時間過了一半後才開始吃，肚子已經開始有飽足感，自然能減少碳水化合物的攝取量。

　　另外，不沾醬汁或喝湯時只吃裡面的料等，這些簡單技巧也能產生明顯效果。

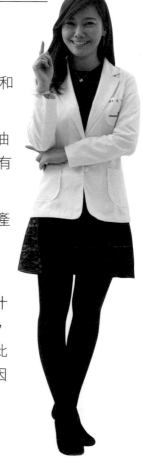

❸ 細嚼慢嚥，食物請咀嚼 30 下後再吃

　　我一再告訴挑戰者們，「只要慢慢吃，就能減少進食量」，為什麼呢？因為食物在口中不經咀嚼就吞下肚，會造成胃和腸道的負擔，且未經咀嚼的食物，在分解、吸收的過程中，容易產生有害物質。此外，在咀嚼的過程中，信號會傳達至大腦，讓身體產生飽足感，因此，比起狼吞虎嚥，細嚼慢嚥更滿足。

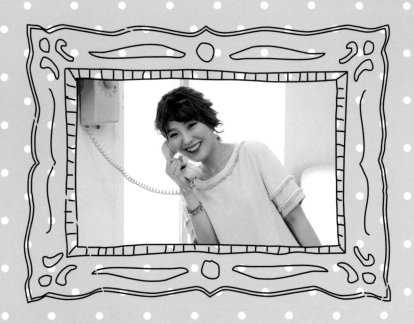

別只想著「瘦就好」，或渴望千篇一律的人工美貌。
我們不能將自己的身體外貌孤注一擲給整型醫生，
應該要拿與自己身材相當的人當借鏡，
才是正確的努力目標。

千萬不要盲目地追逐整型風潮，「美」要合乎自己的
理念及身體，才是「真正的美麗」。

chapter 2

絕不整型！
28招瘦身密技
教你永不復胖

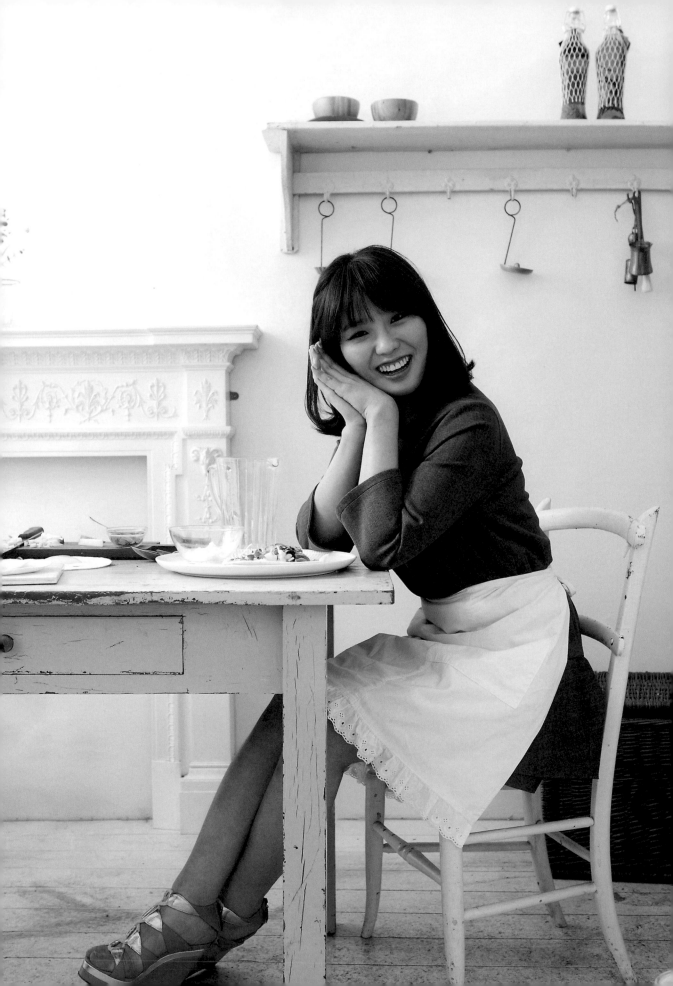

痛苦回憶當經驗，美好記憶成故事

　　有個女孩出生時體重 3700 公克，比起其他新生兒算是稍重些，喝奶量是別人家小孩的兩倍；4 歲時，一個人吃完整隻烤雞後昏倒，被送進急診室；一雙粗腿怎樣也擠不進尺寸最大的童裝褲內，只好提早買少女服飾，再修改褲長；國小 3 年級時，因為想吃運動後提供的麵包，所以加入田徑隊推鉛球；國小 5 年級時，覬覦爸爸喝的馬格利酒，便偷偷拿來喝，結果不但喝醉，還誤將電鍋蓋當馬桶蓋，一屁股坐上去後被燙傷；國中時，別人連穿 3 年的校服，她卻要每年重新訂做；埋怨逼迫自己減肥、運動的媽媽，最後憤而離家出走。

　　想吃什麼就吃什麼，吃完就躺平；一躺下來便呼呼大睡；睡醒後又繼續吃，就算不餓，也會拿嘴饞當藉口繼續吃；只要食物在眼前就會全部吃掉。她是一個想忠於「人類本能」的少女。

　　在她的人生記憶裡，最輕的體重是 22 歲時的 88 公斤，更從來沒有低於 40 公斤，因為早在她幾乎沒有印象的小時候，就已經打破這個重量了。「她」就是我，權尾珍。

✿ 胖到腳踝卡進欄杆，拔不出來

　　據說當小嬰兒露出天使笑容，拿著手搖鈴玩耍時，我也會像其他孩子們一樣，露出天使般的微笑，只是我手中拿的不是玩具，而是被我吃剩的雞骨頭。

　　現在的我，可以連續走路 3 小時也不累，這都要歸功於小時候的「訓練」。媽媽年輕時，身高 162 公分、體重 42 公斤，體型纖細，因此根本揹不動我。或許小小年紀的我，已經察覺到媽媽的心聲？據說，我未滿 10 個月時，就開始學走路了。哈哈哈，我根本是超級體貼孝順的乖小孩。

　　我也曾因體型龐大而受傷。國小 3 年級時，和朋友們去遊樂園玩，因為體重的擠壓，使得腳踝卡進鐵欄杆的縫隙裡，怎麼拔都拔不出來，只好打 119 求救。最後，我的腳踝骨頭裂開，必須打上石膏。我因為豐腴的身材，創造了令人難忘的人生經驗。如果只有我受傷，那才真是萬幸。國小 4 年級時，我讓小 3 歲的弟弟坐在腳踏車上，但在下

坡路段時，由於體重緣故，重力加速度導致腳踏車嚴重翻覆，害弟弟的重要部位受傷，我差點毀掉「弟弟」的寶貴人生。

我的褲子中，壽命最長的只能穿一個月。因為我走路時，大腿與大腿間會相互摩擦，導致褲子快速磨損，不論是哪一種布料的褲子都一樣，再昂貴的褲子也是，都只能穿一個月。既然提到褲子，又讓我想起一個有點尷尬的回憶。

我參加搞笑藝人公開選拔時，表演高難度的踢腿動作，結果褲子因為太緊而裂開，讓我的內褲被評審委員們看光光（羞）。我並不是故意的，因為這條褲子是我全部褲子中最寬鬆的一件，但看起來仍舊像緊身褲。雖然當時讓我慌了手腳，卻還是用過人機智搞笑帶過；現在回想起來，或許要好好感謝那條褲子，沒有它在適當時機破掉，抓住評審目光，我又怎麼能贏得比賽，成為諧星呢？

✿ 為了品嘗甜美果實，請勇敢面對痛苦

每次搭電梯時，只要發出超載的聲響，就算我不是最後一個搭上電梯的人，大家也會盯著我看，似乎在暗示我「這位胖小姐，妳是不是應該主動出去呢？」在眾人齊聚一堂的場合，只要有屁味，大家總會將目光投向我，表情像是寫著「胖的人好像都比較會放屁？」（即使犯人明明不是我……）

雖然我總是很樂觀，但偶爾也會因為一般人對於胖子的偏見而感到難過。**這些不好的經驗告訴我，既然瘦了，就絕對不要再回到過去，即使給我一千萬，也絕對不要。**（如果是十億元，我倒會考慮看看～哈）

就算此刻受委屈，就算此刻很痛苦，我都不會再逃避，而是努力改變現況，創造更美好的回憶。只要站在美好的結果面前，就能笑著看過去的辛酸記憶。我想説的是，我們不是做不到，只是一直沒嘗試罷了。在我身上所發生的每一件事，都是我的寶物，誰也帶不走，它們永遠都是屬於權尾珍的珍貴回憶。

∵ 尾珍想對你說
好好擁抱，並接受現在的自己吧！

某天…我進到大眾池裡，
水卻沒有溢出來。又是一個小奇蹟

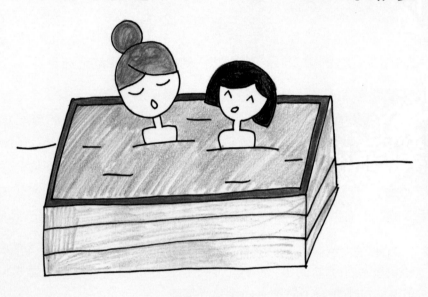

女生說「好冷」，
並不是她們在裝模作樣

任何困難都不怕，我就是拚命女孩

我是 KBS 公開選拔的第 25 屆搞笑藝人，這只是我其中的一個身分。

最近經常被問起：「為什麼妳現在沒有在〈搞笑演唱會〉表演了？」沒錯，我是女諧星，但我現在卻沒有演出〈搞笑演唱會〉；因為〈瘦身女孩〉的減肥企劃單元結束後，我便和吳娜美、朴智宣、朴昭英、成賢珠前輩一起參與〈Beauty School〉的搞笑單元，已持續一段時間。雖然我瘦下來了，但對我而言，〈搞笑演唱會〉才是至高無上的舞台，即便沒有參與演出，我仍會和前輩、後輩及同事們開會，並兼任該節目的舞台監督；瘦下來的我沒有就此鬆懈，持續天天開會，不分晝夜地想新點子，反覆彩排。

除了原先的工作，因為「變瘦」而增加的工作機會也越來越多。我開始嘗試其他類型的工作，也體驗更多全新的事物，建立嶄新的目標計畫；一旦目標達成，我又會產生新的夢想，並為新的夢想努力奮鬥，持續接受挑戰。

雖然我是搞笑藝人，卻有機會接觸各種不同型態的工作，包括演講、示範、諮詢、連載專欄、主持廣播節目、拍攝廣告、上電視購物節目、當模特兒、成為知名部落客、出書等，並因為《Oh My God！我瘦了 50 公斤》這本書，成為瘦身書的暢銷作家。現在，我仍舊持續寫作中。

儘管我的本職是女諧星，但我期待日後還能體驗、嘗試更多元的新事物，為我的未來寫下更精彩的一頁。為了我的幸福人生，我問心無愧地努力生活，以後也會持續努力。我想說的是，這就是我面對人生的「熱情」，任何東西都無法代替我的寶貴經驗，因此我把握每一次的工作機會，盡我最大的努力完成這一切。不論是我喜歡或不喜歡的事情，我都會把握並完成，因為這些「過程」最後都會屬於權尾珍的一部分。

「權尾珍減肥後，就缺席〈搞笑演唱會〉了，她好可憐。」這番話曾令我傷透心。然而，我卻因此得到更多收穫。「第一次」對任何人而言，總是既感到害怕又恐懼；但如果就此卻步，甚至放棄，你就只能永遠在原地踏步。我是對任何事都會第一個往前衝的「公牛型」，這就是我變美的祕訣！

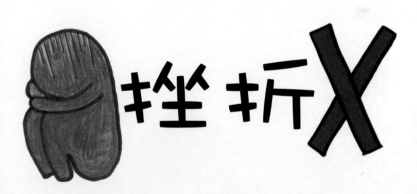

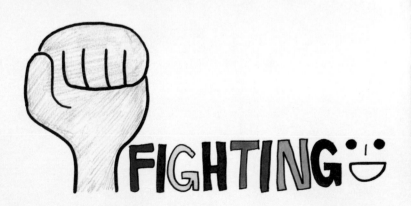

胖到壓垮床鋪，我還是很愛「吃」

　　人氣逐漸高漲的柳根知哥哥，是身高 187 公分、擁有厚實身材及暖男外貌的美男諧星。我曾與他一起度過剛入行時的歲月，簡單來說，就是該看的、不該看的我都看過了，甚至連哥哥的小祕密也完全瞭若指掌。雖然這麼說，但也不是真的全都看過啦，我只是想要表達我們的交情深厚。

103 公斤時，做夢也沒
想過的翹腳姿勢！

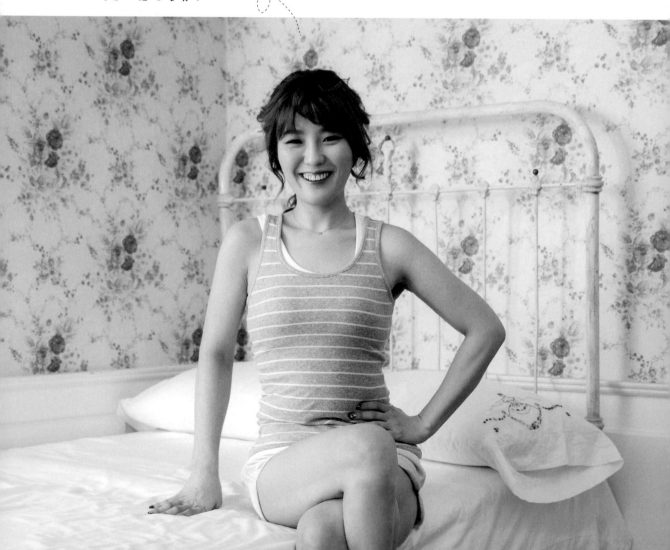

根知哥住在大學路小劇場的附近，所以我經常跑到他家玩，也曾給他添了不少麻煩。不知道為什麼，每次去他家，我都會莫名的闖禍（笑）。

根知哥的家位於頂樓，且沒有電梯，每次我都要費盡力氣爬上樓。某天，我好不容易爬上樓、氣喘吁吁地坐在床上休息時，卻發生意外。床突然發出「啪滋滋」的聲響，同時傳來彈簧崩裂的聲音。

「糟糕！死定了！」我連呼吸都停了，一心巴望著哥哥沒聽見那聲響。可是，他怎可能沒聽見？反而是我還理直氣壯地問他：「是不是床太老舊了才會這樣？」哥哥冷冷的說：「床才剛買不到 4 個月」，而且，「它還是廣告中即使大象走過去，仍屹立不搖的品牌」。害我直到今日，仍被根知哥叫「連大象都甘拜下風的權尾珍」。

根知哥跟我說：「每天晚上睡在被我壓壞的床上，發出啪滋啪滋的聲響時，就覺得權尾珍壓在他身上。」哥，你結婚時，我打算送你床鋪當嫁妝呢，哈哈哈～～

✿ 就算喝醉了，我還是只記得「吃」！

由於我當時的行為太失禮，現在回想起時，連發生日期都記得一清二楚。

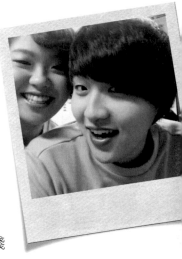

在 2008 年 7 月 24 日的星期四，發願當諧星時的窮困潦倒歲月，那天是小劇場的聚餐，不知道為什麼我喝得超 high，灌下一大瓶酒。喝醉的我如同一灘爛泥，根知哥不僅揹不動，也扛不起來，於是我就連滾帶拖地被搬回他家。

我哭鬧著說想吃漢堡，他勸了又勸，終究行不通，只好從存錢筒裡抖出幾個銅板，給了我 50 個 100 塊和 20 個 50 塊。他想說，難不成我有辦法拿著銅板去買？然而，我連一秒都沒考慮，就走出門了。我跑到麥當勞，點了漢堡套餐。為了算錢，我讓後面排隊的人等很久，店員則用異樣眼光一直盯著我看。就這樣，我和哥哥一起享用買回來的漢堡；漢堡那麼小，現在還得分兩個人吃呢！於是吃不夠的我，繼續纏著哥哥，要他叫炸雞外送。

他將存錢筒裡剩下的銅板通通拿出來，有 100 塊、50 塊、10 塊，終於，湊齊買一份炸雞的錢。我懷著內疚的心數著銅板，將它們放進塑膠袋內，並寫了小紙條，「大叔，我真的很想吃炸雞，可是只有銅板，下次訂你們家的炸雞我一定會付鈔票，你肯定會有好報的。」

「叮咚」門鈴響起，根知哥躲進廁所，我則將門開了一個小縫，收下炸雞，隨即遞上裝錢的塑膠袋。往後我的人生中，該不會就此吃不到好吃的漢堡與炸雞吧？哈哈！

再見了！20歲的胖尾珍

前一陣子，我中了電視劇〈請回答1994〉的毒，整個人入戲很深。

雖然看這齣戲時很輕鬆，每次看也都會哈哈大笑；但更多時候，卻令我回想起年少時的苦澀歲月。原因在於，劇中主角們所經歷的大學生活是我從未擁有的，令我感到既羨慕又忌妒。

20歲高中畢業後，我隻身北上首爾，在大學路的小劇場尋求工作機會。當然啦～這是為了完成我的夢想，所以當時的我很幸福、很快樂。可是，回頭想想那段辛苦的歲月，還有那些不會回來的20歲時光，一想到從未擁有大學生活和回憶的權尾珍，我就悲從中來，暗自落下兩滴淚。緊接著，又看到電視劇中的另一個場景，闖入我幾近崩潰的心裡……，Oh my god！

那個畫面是大伙圍坐在寄宿家庭的客廳中，吃著寄宿媽媽做的泡菜煎餅。由於演員們精湛的演技，彷彿我也正吃著那美味的泡菜煎餅，心中不斷浮出「好燙啊～無所謂啦，真的好好吃；哇！泡菜醃得好入味啊！」看得我口水直流，好想衝進電視裡和他們一起吃。突然，出現的某句台詞打斷我享用美食的思緒。

「媽，太多了啦。」什麼！？他們竟然不是抱怨煎太少，而是煎太多。那瞬間，我竟然模仿起劇中角色允真的口氣，對著電視說：「煎得多就要心存感激多吃些呀！為何要嫌東嫌西，有毛病喔！」哈哈哈。我無法理解他們抱怨「煎太多」的行為，才會如此生氣、暴怒。

於是，在看完電視劇後，我以「紀念20歲的青春」為藉口，立刻動手做泡菜煎餅，味道好到至今仍令我回味無窮。若是從前的我，吃完煎餅後，鐵定還會依照鹹、甜、酸、辣的順序，再吃上一輪，接著再懶洋洋地躺著吃冰淇淋。但現在，我是吃完煎餅後會乖乖運動的權尾珍。我為自己如此上進的模樣所感動，權尾珍真的不一樣了！

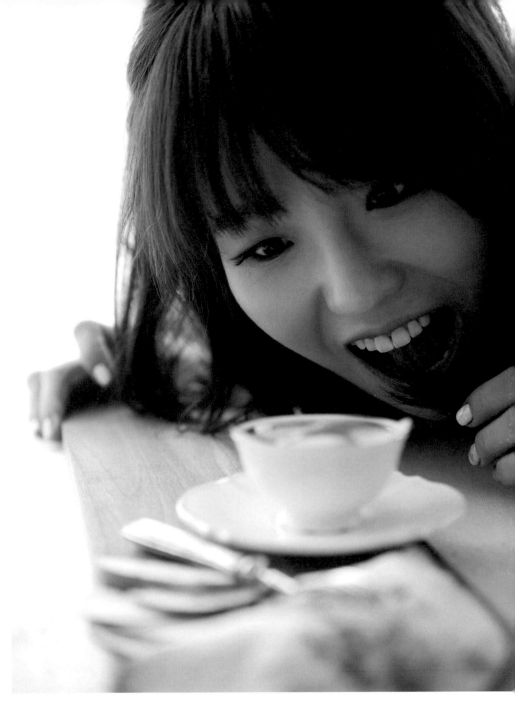

　　儘管我懷念 20 歲的我，但如果有人問我，想不想再回到 20 歲？我肯定連 0.1 秒都不考慮，就回答「不要！」因為比起那時的尾珍，現在的尾珍心境更加成熟飽滿，外表也更漂亮、更有自信了！

　　就用電視劇來滿足我的遺憾吧！我愛上這樣的心理補償作用，及以此當藉口煎來吃的煎餅，好滿足也好快樂。

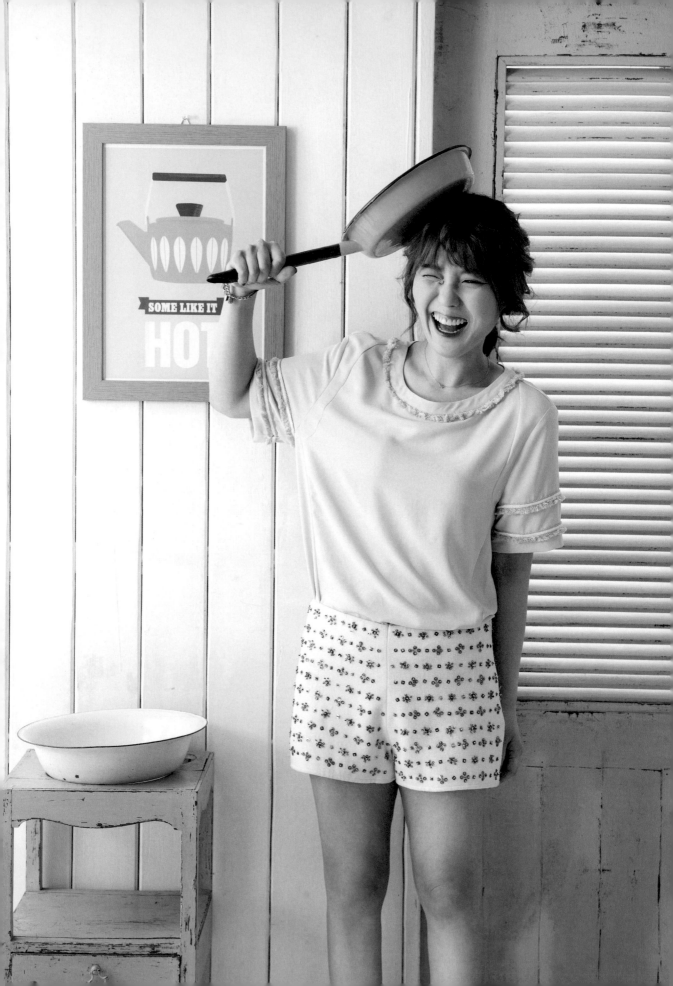

感謝脂肪！謝謝你救了我的命

　　雖然「脂肪」是令人討厭的東西，但不諱言，這些年來脂肪也曾多次捨身相救保護我，所以還是要謝謝他們，得以讓權尾珍健康生活到現在。細數這些年來，脂肪拯救我的事蹟包括：

❶ 差點摔成腦震盪，幸好脂肪救了我

　　〈搞笑演唱會〉的製作團隊每週四都會徵求新的節目單元，只要通過那場甄選，就能獲得在數千名觀眾前錄影的機會。那是 2011 年，我贏得公開選拔頭銜後，成為新人時所發生的事。

　　我和同屆的李盛東哥哥以「體育舞蹈」為主題，共同演出。由於當時我還是新人，所以心中滿腔熱火，很積極地向學過體育舞蹈的盛東哥學習，一遍又一遍地練習。我們說好一定要通過甄選。練習時，我將自己的身體完全放心地交給哥哥；而他則使盡吃奶力氣，支撐著比其他女生胖三倍的我。

　　終於來到驗收的日子。我們順利地做出練習時的各種舞蹈動作；接著，我們自認最高難度，也最精彩的動作終於要來了！這是一個「我要帥氣下腰，哥哥則要用手臂接住並舉起我」的動作。

　　本來希望做出一個完美的 ending，但天曉得，司司居然漏接了我！將自己完全託付給哥哥、猛然向後躺的我，就這樣「砰」地一聲，腦袋直接撞到地面，瞬間失去意識。我的後腦勺腫了一大包，嚇壞所有人，緊急被送往醫院。

　　幸好，檢查結果並無大礙，甚至在聽取檢查報告時，我和身旁的同事們還有醫生、護士，全都忍不住笑了起來。因為醫生說：「幸好妳有大量的脂肪支撐顱骨，所以只有輕微的腦震盪。」

　　謝啦，脂肪！如果沒有你們，我大概不只是腦震盪而已，應該是腦袋破掉吧！多虧你們，我才能活下來！我愛你們。

❷ 多虧肥肉保護我，手臂只有輕傷

某天，金在煜前輩突然說，他要成立直排輪俱樂部，希望大家加入。不過，我不是為了溜直排輪而加入，而是因為前輩說，溜完直排輪後可以聚餐，一起吃炸雞或豬腳等美食（哈）。我完全沒聽見「直排輪」這三個字，我腦中的關鍵字只有「炸雞」和「豬腳」，便猛然舉起手說「我也要加入」。

老實說，在平地溜直排輪，我溜得還不錯，勉勉強強還可以，但下坡路時卻大有問題，每次都無法控制好速度，動不動就摔得人仰馬翻。即使如此，我認為「跌倒」也是一種學習，大不了就爬起來再練習；再說，只要乖乖練習，結束後就可以吃宵夜。油滋滋的「美味宵夜」才是我加入直排輪俱樂部的重點，也是我一再跌倒後爬起的動力。

有一天，我溜到下坡路段時，輪子終於敵不過我的重量，失去了方向，導致我撞上鐵欄杆。儘管當下手臂痛得無法動彈，我卻因為自己的模樣太可笑，而笑得無法自拔。「手好像腫起來了？」雖然心裡這樣想，但我的手臂原本就肥腫，實在看不出差異，因此大家也不以為意，覺得「應該本來就長這樣吧？」我自己也覺得只是輕微挫傷。於是結束後，還跟大家一起吃宵夜，根本將手臂摔傷的事忘得一乾二淨。

直到隔天早上，我因為手臂的劇烈疼痛而清醒，並前往就醫。天哪！我的肌肉竟然裂開了。醫生說，當撞到連手臂肌肉都裂開時，通常會造成骨折，但託肥肉的福，才沒有骨折，真是萬幸（呼）。脂肪哪～真的很謝謝你們，再次大聲說「我愛你們」。

❸ 如果沒有厚厚的背部脂肪，掉到橋下的我早就重傷了！

那是某一年的暑假，去奶奶家玩所發生的故事。弟弟時俊頻頻招惹我，不斷地先偷打我，再逃之夭夭。一般情況下，即使他再怎樣煩人，我也不會在意，但他今天卻一再地捉弄我。於是，我忍無可忍，決定給他一點顏色瞧瞧，便追了上去。

弟弟迅速逃跑，跑到溪水湍急的橋墩下，然後在橋下唱著「啦～啦～啦～妳是豬～妳是豬，所以下不來～」，把我徹底惹毛了。雖然我很想衝到橋下，但是就如同弟弟所哼的歌一樣，對於「體型」和豬一樣的我來說，真的是……強人所難啊！哈哈哈～

我思索著該如何教訓他，最後決定「吐口水」。「呸！」吐是吐了，卻飛不到弟弟的所在之處。我心想，那從後面助跑再吐好了，應該可以吐比較遠。於是我跑到遠方，待口水集到一定程度後，再噠噠噠地往前衝，正當我要「呸」的那瞬間，我竟敵不過自己的體重，砰一聲！墜落到橋墩底下，水花四濺。

「姐，妳還好吧？醒醒呀！」我聽見弟弟的聲音。

我大概昏迷了 1 分鐘吧？在那 1 分鐘裡，我只想著「躺在水床上，莫非就是這種感覺？」一會兒後，我才若無其事地爬起。幸好那只是鄉下的小溪邊，水不深，石頭也不多，所以沒什麼大礙。

這天，我背上的脂肪又救了我，讓我可以毫髮無傷的走回家。脂肪～真的很謝謝你，託你的福，我才能活下來。

多吃橄欖油、芥花油等好油，少吃肥肉

由以上三個「權尾珍VS脂肪」的小故事後發現，脂肪對人體而言，相當重要。但是脂肪也有好壞之分，像五花肉等在常溫下會凝固的脂肪，對身體有害；不過，只要適量攝取在常溫下，以液態形式存在的橄欖油、芥花油、芝麻油、花生油等優良脂肪，就不會傷害身體，大家要聰明地攝取油脂哦！

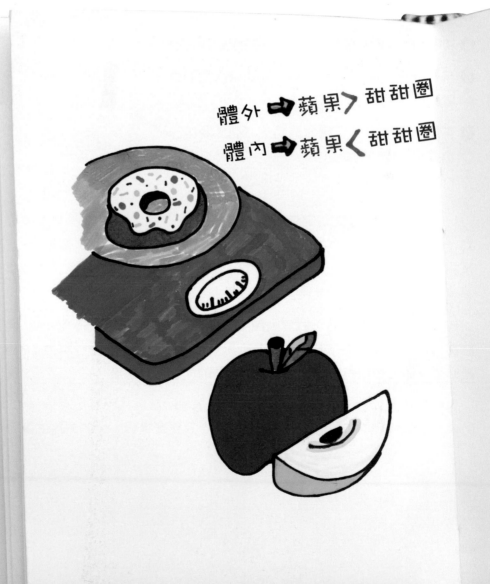

瘦身就像樂透，努力才會中獎

命運是什麼？它是隱形的支配者，一切事物的超自然力量。就算是人類，也躲不過「命運」的安排。以下都是發生在我身上的奇蹟命運：

❶ 中了兩億分之一的獎，所以誕生在這個世界上，比中樂透還難。

❷ 中了每 25 人，就有 1 人是高度肥胖的命運。

❸ 突破 200：1 的競爭，成為 KBS 的搞笑藝人。

❹ 無數的小狗中，只有小可愛延深映入我的眼簾，成為我的家人。

❺ 嘗試一輩子也不一定會成功的減肥，我第一次嘗試就成功的命運！

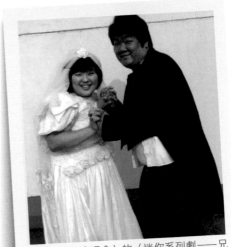

拍攝〈搞笑演唱會〉的〈迷你系列劇——兄弟〉時期，因為尺寸最大的禮服仍不合身，只能在禮服後面用藍色膠帶黏貼。這可是不能說的祕密呀！

順利進入電視台工作後，我在〈搞笑演唱會〉中初試啼聲的單元是〈迷你系列劇——兄弟〉，那是和劉敏尚及韓民官前輩一起演出的單元。前輩們是扮演企業集團會長的兒子，而我是集兩位室長寵愛於一身的新進職員，而我的對手則是財閥千金——吳娜美前輩。（這根本就是典型的八點檔結構～哈）

剛加入這個團隊時，我曾因說了一句「我會努力」而被痛罵一頓。當時，我並不明白為何說「我會努力」反而還被教訓。直到今日我才明白，**「努力」不能只用說的，而是必須身體力行地表現出來，這也是必要的「基本」態度。**

瘦身亦是如此。全力以赴的「努力」是理所當然（不該心存僥倖），只要持續累積努力，它就會變成如中樂透般的奇蹟命運。只要這樣想，你的命運就會一帆風順。

想分卻分不開的關係

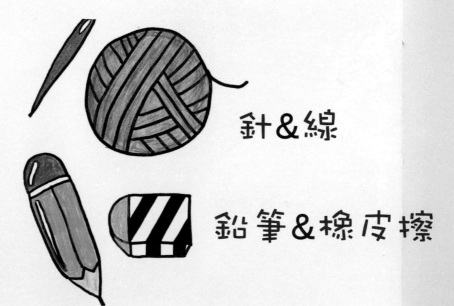

針&線

鉛筆&橡皮擦

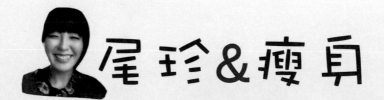 尾珍&瘦身

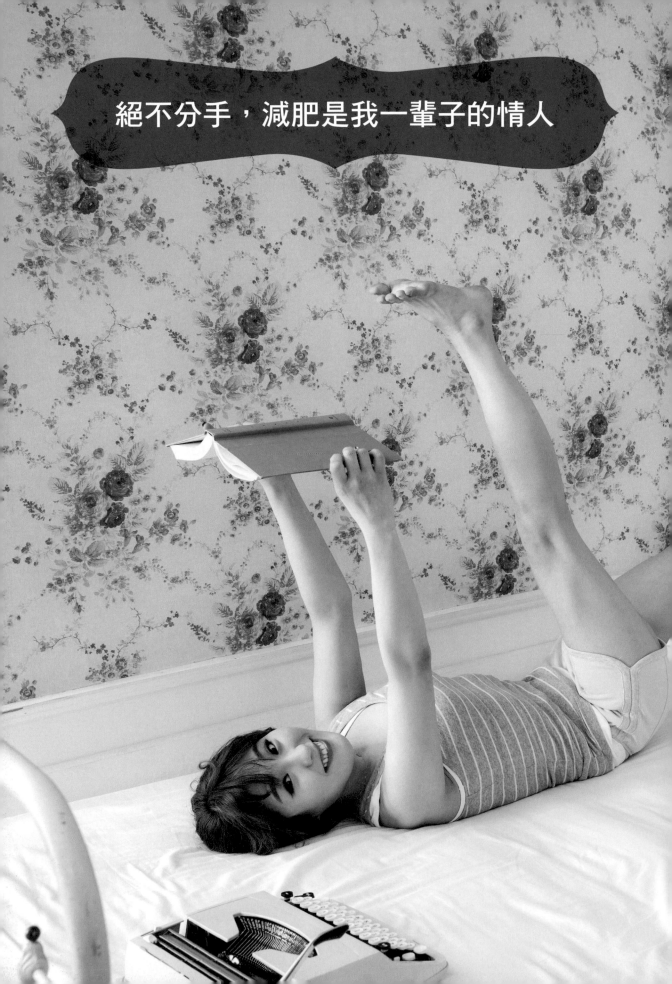

絕不分手，減肥是我一輩子的情人

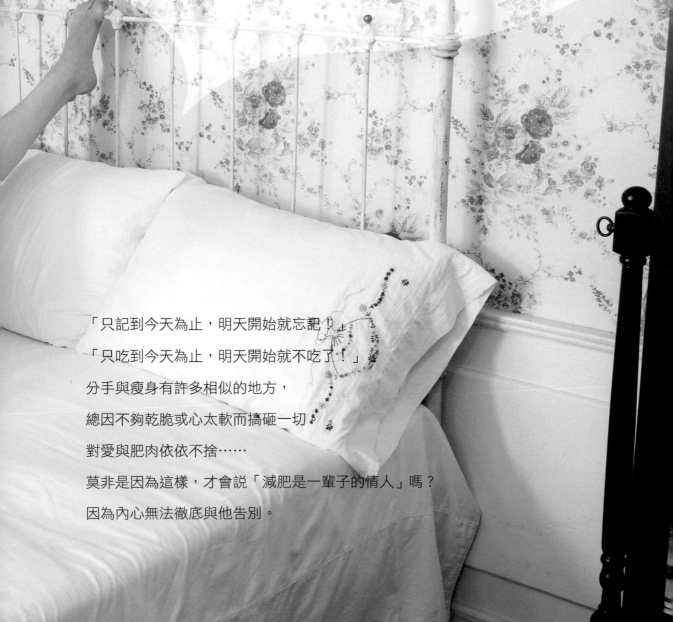

過去

朋友：「吃飯了沒？」

我：「吃了。」

朋友：「什麼時候吃的？」

我：「嗯……，好像剛剛有吃過？
　　我今天吃過了嗎？不太記得了。」

朋友：「喂，妳要好好吃飯。」

現在

朋友：「吃飯了沒？」

我：「那還用說，我當然有認真吃飯！」

朋友：「妳真的很認真在吃耶！」

**很奇怪吧，
我認真吃飯反而瘦下來了^_^**

「只記到今天為止，明天開始就忘記！」

「只吃到今天為止，明天開始就不吃了！」

分手與瘦身有許多相似的地方，

總因不夠乾脆或心太軟而搞砸一切，

對愛與肥肉依依不捨……

莫非是因為這樣，才會說「減肥是一輩子的情人」嗎？

因為內心無法徹底與他告別。

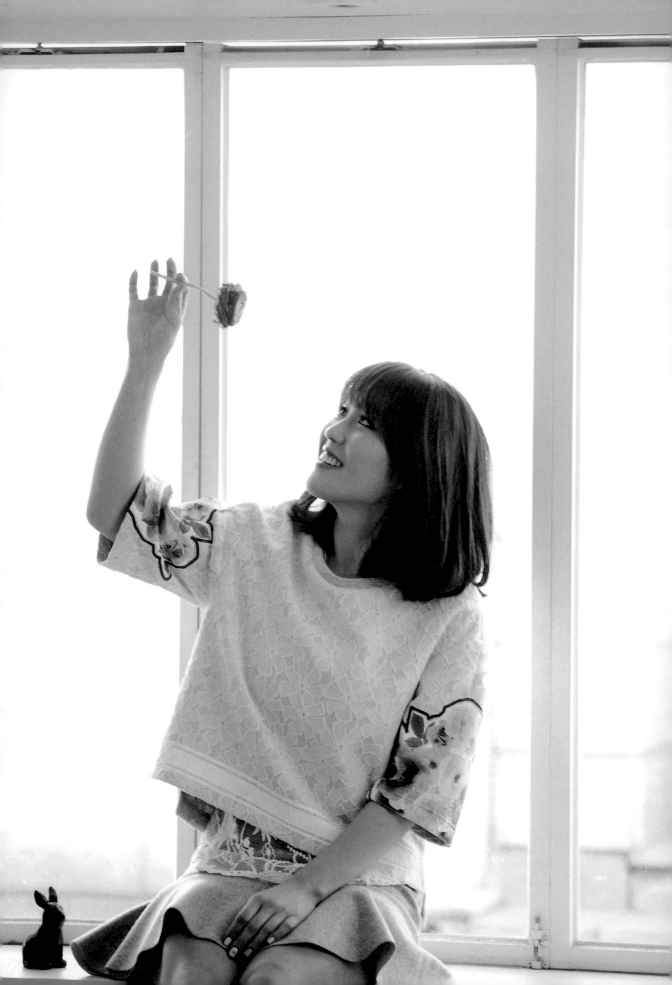

盲目的整型，不會讓你變美

　　至今，仍有一件我很想嘗試的事情，那就是打工。我從未打工過，不是因為學生時代只知道認真讀書才沒打工；也不是因為父母反對才沒打工，而是礙於我笨重的身軀與外貌，在找尋打工機會時，大家總會戴著有色眼鏡打量我，覺得「很誠實嗎？個性開朗嗎？是否精明能幹？」頭一次見到我的人，總是用第一印象和外貌判斷一切。就這樣，沒有人願意僱用我，對其他人而言很稀鬆平常的打工經驗，我一次都沒嘗試過，直到現在，成為女諧星，我依舊沒打工過。

　　儘管不景氣，但整型外科和皮膚科等與「外貌」相關的醫療診所，總是人滿為患。光看身邊的朋友們，不斷進行割雙眼皮、隆鼻等微整型，儼然成為一股不可抵擋的風潮。不久前，就連過去對整型完全無感的媽媽，也傳簡訊問我：「妳覺得，我要移植一些脂肪到下眼皮嗎？」我嚇了一跳，連媽媽也為了美貌而努力。

　　雖然覺得不是滋味，但伴隨著「美貌」漸漸成為個人最有利的武器時，為「美」而努力的盡頭也消失地無影無蹤，永遠沒有終點，永遠沒有「最美」的時候。不只年輕人，媽媽們間也興起愛美大作戰。想讓自己看起來更漂亮、更有自信，固然是一件好事。然而，**千萬不要盲目地追逐整型風潮，「美」要合乎自己的理念及身體，才是「真正的美麗」。**

✿ 減肥目標要實際，不能與現實差太多

　　別只想著「瘦就好」，或渴望千篇一律的人工美貌。我們不能將自己的身體外貌孤注一擲給整型醫生，應該要找與自己身材相當的人當借鏡，才是正確的努力目標。

　　若我拿韓國超模張允珠當理想目標，肯定無法成功。因為尾珍再怎麼努力節食減肥，也絕不可能變成張允珠（重新投胎或許還有可能，但以名模身材再次誕生的機率又有多少呢？）。猶如用髒抹布擦拭汙垢，越擦越髒；假使找錯借鏡對象，你的心理與身體，也只會因雙方根本無法比較，而感到更痛苦罷了。

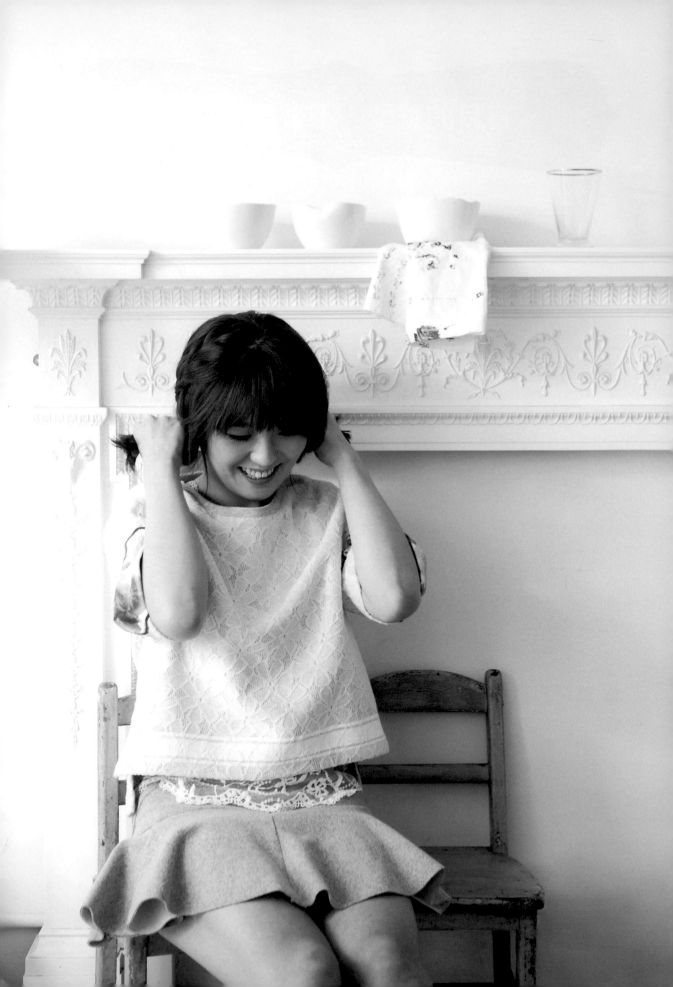

只要是為了美麗而努力，不管是哪一種人，都令人感到佩服。因此，不論高矮胖瘦，認真的女人最美麗。現在，我正享受著努力且得來不易的成果。

　　將韓國超模的照片放在一旁，純欣賞就好。了解自己才能百戰百勝，千萬別忘記，**你就是你，無法被別人取代，是世界上獨一無二的**。儘管我平凡無奇，卻自認擁有全天下最曼妙、最美麗的身材。若問我為何如此有自信，那是因為我清楚知道愛自己的方式。直到 2011 年 7 月前，我依舊是 164 公分、103 公斤；但是現在，我已蛻變為 164 公分、50.5 公斤的權尾珍。但願平凡的我，能成為各位的希望。

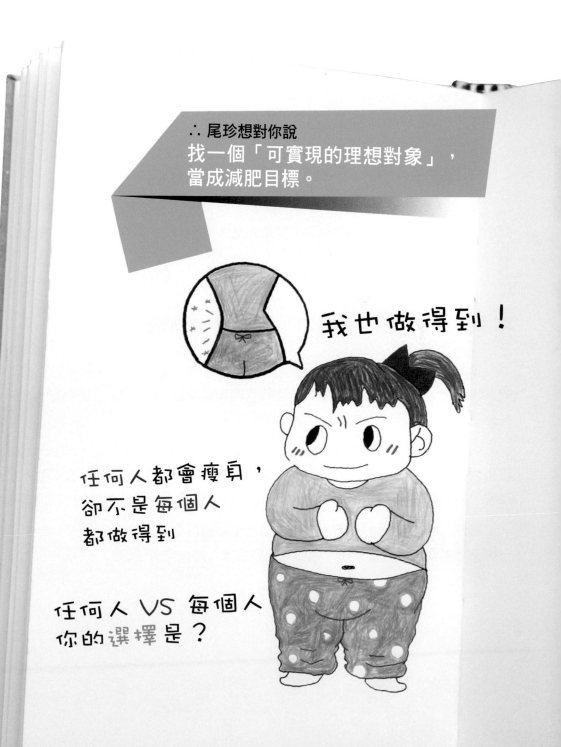

∴ 尾珍想對你說
找一個「可實現的理想對象」，
當成減肥目標。

別讓身材影響心理，壞情緒要定時宣洩

瘦身後最意外的收穫，就是個性的改變。我變得嚴以律己、寬以待人，看似是一件好事，但是最後，我開始有些鑽牛角尖，脾氣變得敏感，凡事追求完美。就算在工作時受到的委屈，也只能裝作若無其事，唯有在媽媽與家人面前，我才得以徹底表露心聲。不過，這點卻被媽媽發現了，她對我說：

「拜託妳變得像以前一樣寬厚吧～不要想那麼多。」

「如果再這樣下去，倒不如把自己養胖！看妳這個樣子，我也很難受！」

曾因為我變瘦而比我更欣喜的媽媽，竟然要我再胖回來，甚至說我胖胖的比較好⋯⋯。要好的朋友們甚至幫我取了新綽號「權有病」。我的人生中，竟然會被其他人說有病⋯⋯，他們竟然說我有病！

✿ 變瘦後，我飽受壓力，甚至必須就醫

如果只有我一個人辛苦無所謂，但現在，連我摯愛的媽媽與身邊的朋友們都因為我的個性改變，而感到痛苦，他們回饋給我的真實反應，讓我想要重新振作。於是，我前往醫院就診，希望找回健全的心靈與真面目。

起初，我覺得只有精神異常的人才需要就醫，因此剛開始接受心理諮詢時，有些抗拒，也感到非常難為情。直到趙晟均院長對我說：「沒有人能獨自活在世界上，碰到困難時，要勇於伸出手、向他人求援，這才是明智決定。」趙院長說的話瞬間點醒我。

每個人都有脆弱的一面，不應該因為怕丟臉而隱藏自我，「時間」會幫助你度過這一切，讓周圍的人慢慢適應，你便能拋開焦躁，迎向美好未來。

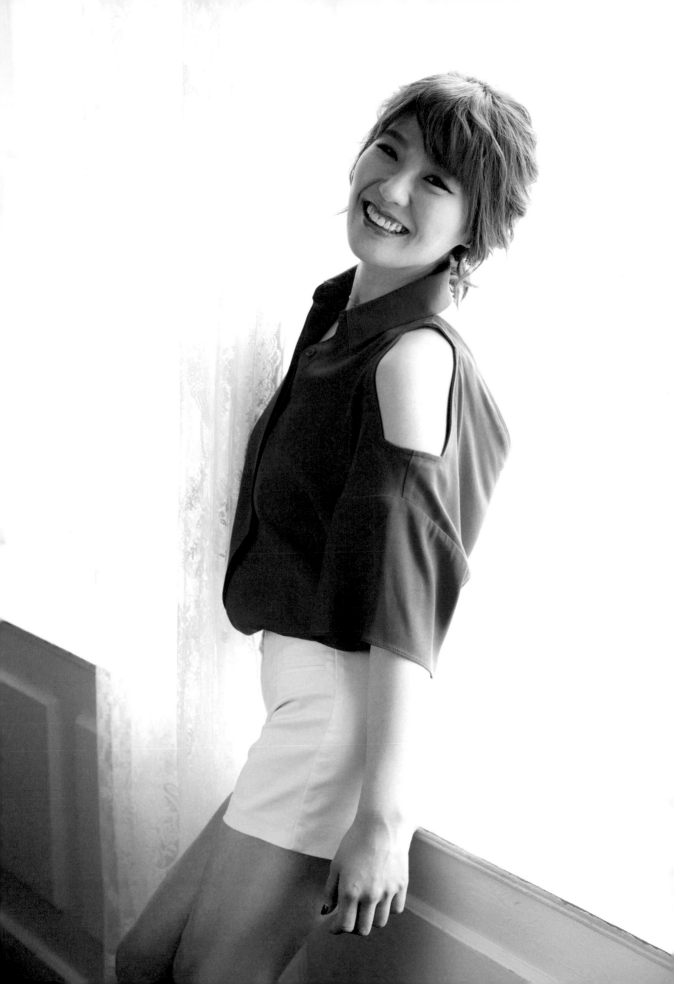

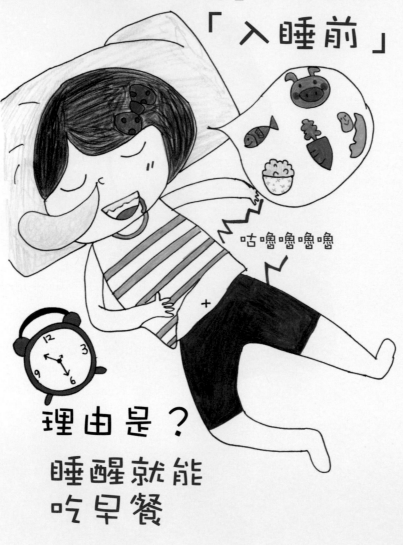

每天最希望「快轉」的時刻！
「入睡前」

咕嚕嚕嚕嚕

理由是？
睡醒就能
吃早餐

✿ 努力減肥,才有今天變瘦的我

即使減肥那段期間有些漫長,有些不堪回首,我也甘之如飴。我現在之所以能笑著回頭看過去,是因為我願意接受自己的過去與改變的事實。

許多人問我,「妳如何維持體態?」、「該如何保持肌膚的彈力?」、「吃什麼才能維持窈窕曲線?」、「妳變漂亮的最大原因是?」**我從不怠惰偷懶,而是努力透過運動與飲食調整,才有今天的權尾珍。**我每天都大量流汗,甚至連此刻也不斷流著汗,此刻我正享受汗水培育出的美好結果。

現在的權尾珍,猶如〈班傑明的奇幻旅程〉般,是逆時鐘方向前進。我不想當魅惑動人的罌粟花、可愛迷人的迎春花、清純可人的百合或性感撩人的玫瑰;我想當戰勝慵懶春天、炙熱盛夏、疲睏秋日、嚴酷冬季後,依然綻放的金銀花。

但願走到人生盡頭時,我依然保有最美麗的模樣。

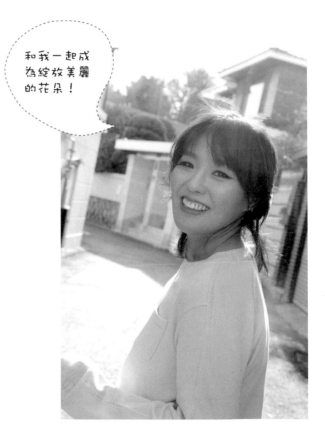

和我一起成為綻放美麗的花朵!

愛美沒有極限，汗水絕不會白流

　　我第一次見到主播趙雨鐘哥哥，是高一的時候。當時，雨鐘哥在 KBS 大邱電視台的〈今始初聞〉中，擔任〈朋友啊！我愛你，謝謝〉單元的主持人，而我則是曾參加過該單元的女高中生，我在節目中提到，我的夢想是從事電視台的相關工作，因此雨鐘哥替我加油打氣，並對我留下深刻印象。

　　後來，雨鐘哥從大邱調往首爾的 KBS 電視台後，我也成為 KBS 公開選拔的搞笑藝人。雖然我們曾一同參與許多節目，但他卻沒有認出我（瘦了一大圈要認出來，的確也不容易，哈～），讓我有些失落，猶豫著要不要先打招呼，但我卻出乎意料地怕生害羞。雖然有些人並不相信我怕生，但生性害羞靦腆卻是千真萬確。我對相隔 7 年才碰面的雨鐘哥感到有些彆扭，所以沒有勇氣告訴他，現在這個尾珍，就是當時的尾珍。

　　不久後，因為一起參加益智節目，我們又相遇了。錄影前，因為接受採訪，我才得以在那個場合談及我與雨鐘哥的緣分，雨鐘哥當場嚇一跳，便問：「妳就是那孩子？」他說，17 歲的尾珍胖胖肉肉的，但現在的尾珍卻瘦了一大圈，因此，他沒想到是同一個人。幾天後，我們又一同參加節目〈餘裕滿滿〉的錄影。雨鐘哥稱讚我：「妳變得比前幾天更漂亮了。」

　　這是瘦下來後，最常聽到的一句話。我知道大家對我說的「漂亮」，它的含義與對美女說的「漂亮」並不相同；我知道他們這麼說是意味著，**我變得「比以前」漂亮，表示我每天都一點一滴的進步中**。我從未想過，曾經為了可多吃一些才努力的權尾珍，現在竟會變成為了「美」而努力。以前，我無法理解「美麗沒有極限」這句話，但現在，我完全明白了，愛美真的沒有極限。

　　高中參加錄影時，我的額頭因炙熱的燈光照明而汗水直流，是貼心的雨鐘哥用自己的襯衫衣袖為我擦去汗水。但願他未來的日子，也能好運連連。

∴尾珍想對你說
別放棄，只要努力，改變就會成真。

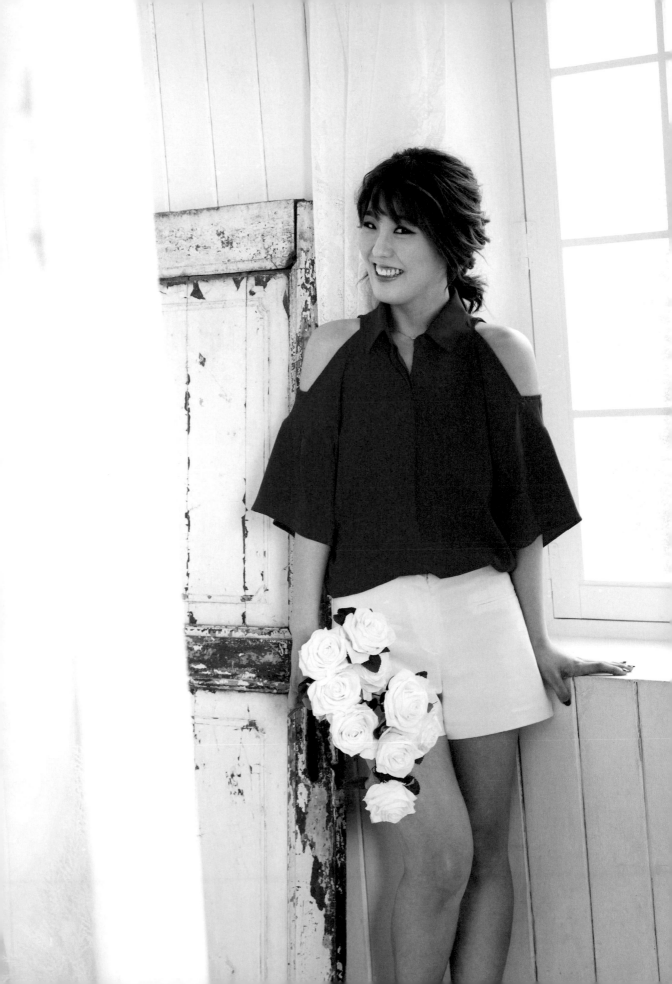

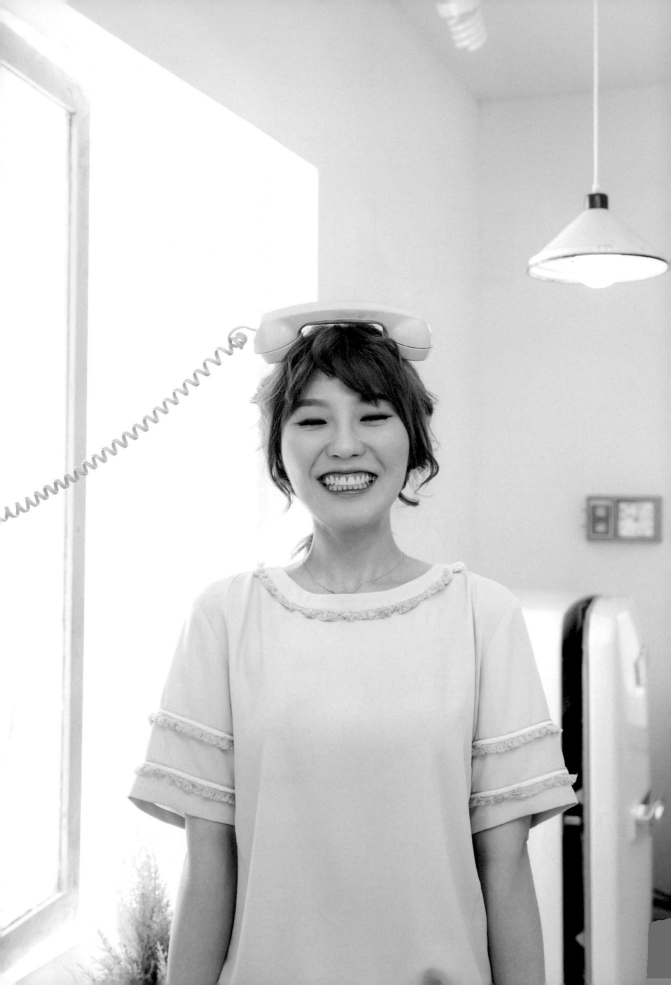

微笑，是最動聽的語言，還可瘦臉哦！

笑臉、哭臉，哪個討人喜歡？當然是笑臉。即使不是開懷大笑，微微揚起嘴角的笑容，也能讓人產生好感，因而留下美好印象。光是看見微笑的臉龐，便能令人感受到幸福快樂的氣息。就算是一隻豬，笑臉迎人的豬也比愁容滿面的豬，來得討人喜歡，是不是很有道理呢？

可是，想要笑得自然可人，並不是件容易的事，微笑也需要練習。我曾用嘴巴使勁咬著筷子或原子筆，想像自己嘴角上揚的表情，同時維持一分鐘，訓練我的微笑肌。練習時要注意，只能用嘴唇含著物體。不論是看電視或看書時，只要一有空，我就會勤奮練習，因此我才能巧妙地運用我的臉部肌肉，隨時隨地展露自然微笑。拜此所賜，我經常聽到別人對我說「妳笑起來很漂亮」。

只要揚起嘴角，便會牽動臉部肌肉，防止臉頰下垂，達到拉提小臉的作用，一石二鳥，好處說不完。但我可不是要你在朋友考試落榜時也嘻皮笑臉（這絕對不是我的意思），這樣可能會被朋友白眼，千萬要注意啊，哈哈哈。

Fighting！
一起開懷大笑吧～

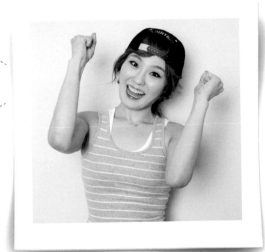

∴ 尾珍想對你說
記得揚起嘴角，打從心底微笑吧！

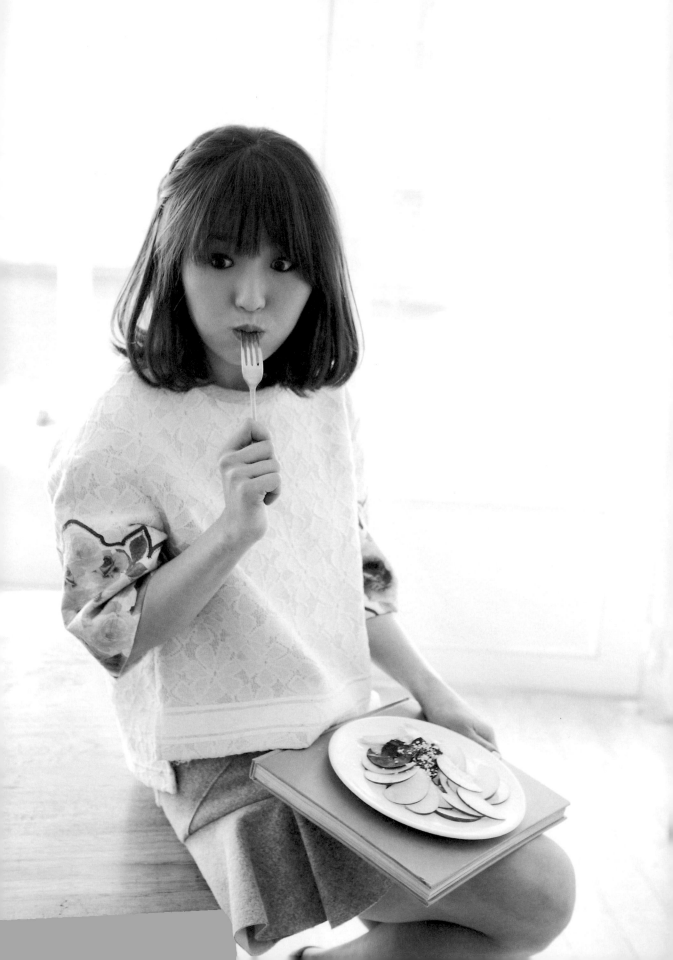

一定要細嚼慢嚥，「大口吃飯」易變胖

每次去超市，總會遇到大包餅乾在特價或促銷，害我老是為了省錢而買下那些餅乾。儘管購買時，我內心會不斷叮嚀自己「要分次吃，不要一口氣吃完」。但我通常一打開就會吃到見底，完全不剩。就算無法一次全部吃完，也會因為手癢，不斷打開餅乾袋偷吃。對我來說，只有看到碗盤被淨空時，才會覺得「吃完了」、「有好好吃過飯了」、「吃得好滿足」，而不是因為「我吃飽了」，或許這就是為什麼，我總是可以一口氣吃完所有的食物。由此看來，我真正的胃應該在「大腦」，而非肚子。

為了填飽腦中的胃，開始瘦身後，我將餐具換成兒童餐具。因為沒告訴弟弟，當他看到我將平日分量的飯盛入兒童碗時，竟然說：「飯太多了吧！」也就是說，如果吃飯時能用小一號的兒童餐具，即使是相同分量的飯，從視覺上來看，分量會比較多，造成「心理的錯覺」，滿足腦中的胃。

✿ 使用兒童餐具，幫助減少進食量

只要利用心理的錯覺，就算去吃到飽餐廳用餐，也能調整食量。像是使用較小的點心盤，而非大盤子盛裝；用小於一般湯匙的兒童湯匙吃飯，亦可幫助減少進食量。此外，相較於使用一般大小的湯匙，**使用小湯匙用餐需要花更長的時間，可減少進食量及調整用餐速度，讓大腦以為自己「已經吃很多了」，產生飽足感。**

「細嚼慢嚥」對減肥者來說非常重要。雖然吃飯速度快，可暫時消除飢餓感，但必須讓大腦感到「飽了」，才是真正的吃飽。從進食到感覺吃飽，至少要花費 20 分鐘，因此，吃東西狼吞虎嚥的人，即使肚子吃得很撐，仍會覺得吃不夠，而吃下更多食物。

瘦身期間，我建議先不要在意「別用筷子挑食物」的禮儀。吃飯時就精挑細選吧！（當然是指在自己的碗裡挑選）因為用筷子吃飯，才得以只吃少量食物；喝湯時也能只吃料，不喝湯。（切記！高鈉、過鹹的湯是減肥大忌，千萬別喝啊！）

∴尾珍想對你說
用餐時，記得細嚼慢嚥。

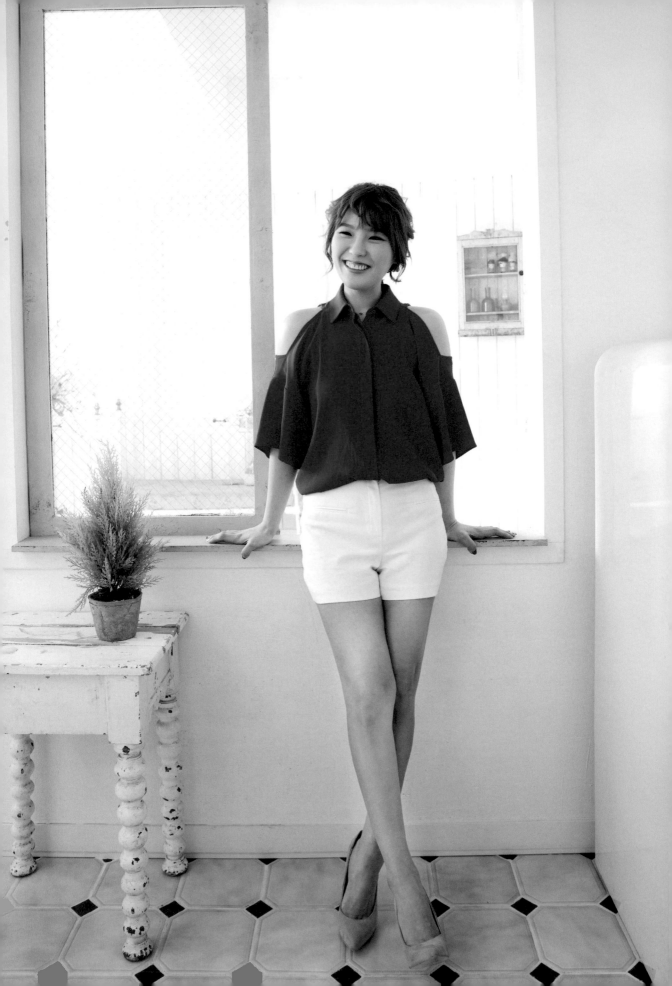

切記！別用「大吃」彌補內心的空虛

　　我經常聽大家對我說，「妳總是那麼開朗」、「妳總是充滿能量」、「妳總是那麼快樂」、「妳總是活力充沛」。沒錯，我是積極正向的人，為減肥而努力，並在努力過後，自然而然變成現在的我。所以我總是很開朗、很快樂，並且活力充沛、充滿力量。

　　可是，這樣的我卻也曾在減肥期間，多次落淚。由於不想被任何人發現我脆弱、不堅強的一面，所以每次想哭時，都偷偷躲起來哭，或利用洗臉的時候哭；運動流汗時哭；下雨時故意淋雨，然後一邊哭、一邊奔跑，一邊想著「我為何要胖成這樣來活受罪」，甚至埋怨自己。所幸，看見被雨淋濕的衣服緊貼在身上、鼓鼓的腹部贅肉、赤裸裸地顯露出來的模樣，才使我馬上大笑。

　　不過，我確實因減肥度過許多艱難時刻。想起當時、想起那一天，我總是很欣慰，內心也莫名感動。

第一本書問世後，我在料理座談會上，跟 20 名讀者見面，分享心得。

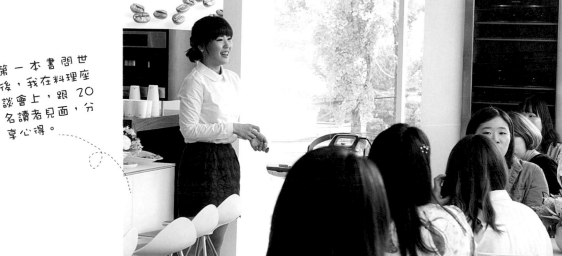

✿ 減肥絕不能急，越急越容易大吃

某天，我懷著輕鬆愉快的心情，在住家附近的公園健走。忽然看見一名身材胖胖的女孩正啜泣著，好像只要上前和她說話，她的眼淚便會立刻潰堤。現在想一想，當時不知道從何而來的勇氣，我竟然走向那名女孩。或許是惻隱之心吧！我走向前跟她搭話。

「很難受吧？」（我沒化妝，帽簷壓得超低，她不可能認出我。再說，我妝前、妝後的差異非常大，哈哈哈）但她卻一臉「這人在幹嘛？」的表情，茫然地望著我。

或許是我真摯的表情，成功傳達出我想關心她的心意，於是我便和她聊了起來。其中，她說了一句令我印象深刻的話，「肚子雖然很飽，內心卻好空虛」。

「高度肥胖者」與「一般人」的減肥過程，及「減肥後維持身材」的心路歷程，我都經歷過，因此，我十分清楚「內心好空虛」是怎麼一回事。我在想，舉凡不耐煩、動怒，或是經常不由自主地說出讓人有壓力的話等情緒反應，似乎都跟「內心空虛」有關。因為沒人理解我的心情，唯有「食物」才能填補空虛的心靈，所以我才會一直吃個不停，吃完再來後悔，並討厭意志薄弱的自己。雖然，我的減肥之路尚未成功，但我仍然將自己的瘦身故事告訴這名少女。

我至今仍和她保持聯絡，這段期間，她曾經瘦身成功，後來又因溜溜球效應再復胖，不斷惡性循環。現在，她持續瘦身中，且狀態維持得不錯。**減重時，我們會因為想盡快脫離「可怕的復胖期」，而變得急躁；一旦情緒急躁，心靈便會感到空虛，讓我們誤以為「心靈的空虛」就是肚子餓，進而大吃大喝，胡亂進食。**

切記，即使吃下再多食物，內心的空虛感也不會消失！

∴ 尾珍想對你說
心靈的空虛不是肚子餓，千萬別因此大吃啊！

「大腦」餓了

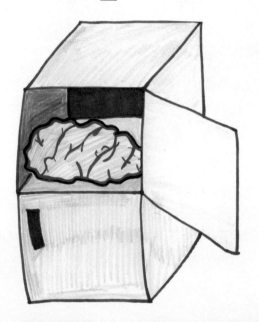

「肚子餓」不過是
逃避減肥的藉口。

謹慎挑選食物，貪嘴最容易後悔

　　我的朋友中，有人很擅長談戀愛，總是有男友；有人則不擅於談戀愛，老是交不到男友。但我覺得最神奇的巧合是，通常擅於談戀愛的朋友，也擅長瘦身；不擅於談戀愛的朋友，通常不太懂瘦身。我想，或許擅長戀愛與瘦身的朋友們，都擁有一個共通點，那就是她們都是「狐狸」。

　　沒錯！就是你腦袋裡最先閃過的那種狐狸！我一位朋友的狐狸尾巴，似乎比擁有九條尾巴的九尾狐要來得多，我至今依然記得她高中時讀過的書《如何變成壞狐狸》。那時，我用失望的眼神，望著讀這種書的她，同時「唉唉唉」地深深嘆了好幾口氣；而現在，卻換成她對我深深長嘆一聲。

　　哎呀呀，千萬不要被「不會談戀愛的人，也不擅長瘦身」這句話嚇到，進而感到灰心喪志，也是有例外的，「我」就是很好的例子。儘管我不擅於談戀愛，但在瘦身方面，卻是名列前茅的菁英！縱使讓人又愛又恨的壞男人，還有美味的垃圾食物會使人受到致命傷害，但自中毒的那瞬間起，便會無限沉淪，無法自拔。

✿ 保持戀愛心情，可加速瘦身

　　我認識的人（我朋友會察覺我在說她嗎？哈）和壞男人交往時，她說，覺得自己被壞男人牽著走。喔不，是已經被他牽著走了（嗚嗚嗚），最後在她自己心灰意冷下而分手。但狐狸呢？不僅不會被牽著走，還會散發出讓男人乖乖束手就擒的強大魅力。

　　減肥時，不該吃炸雞、漢堡、飲料、餅乾等不健康食物。有些人在盲目避開這些食物後，卻因心理層面的不滿足感上升，導致想吃垃圾食物的欲望大爆發，進而將幾天以來的痛苦，轉換為壓力性的暴飲暴食，落得徒勞無功的下場。那相反地，狐狸呢？

∴尾珍想對你說
隨時保有「愛美意識」，桃花也會變旺喔！

她們會搭配生菜沙拉一起吃，或是以單點取代套餐；吃油膩食物時，會以開水取代碳酸飲料。**相較於直接享用美食，她們會盡可能減少脂肪的食用量，酌量飲食。**痛苦與幸福共存的戀愛與瘦身，無法讓人隨心所欲。狐狸懂得全盤顧慮，所以吃得健康，也過得安逸；但熊卻善良地像個傻瓜，無論到哪都會被欺負，無法兼顧內涵，也可能因為不懂得待人處世，而被誤會是沒禮貌。

　　無論談戀愛還是瘦身，都讓我們變成狐狸，好好享受吧！

少喝飲料，避免越喝越餓

　　吃油膩食物時，最忌搭配飲料，因為飲料大多含糖分，會使血糖反覆上升下降，產生飢餓感，使我們忍不住想吃更多食物，進而導致肥胖。

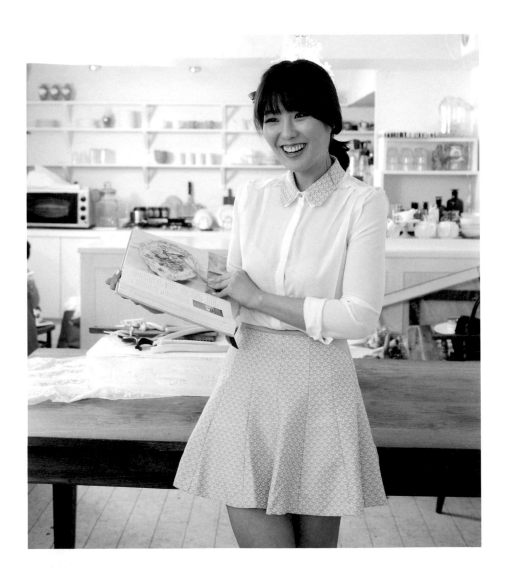

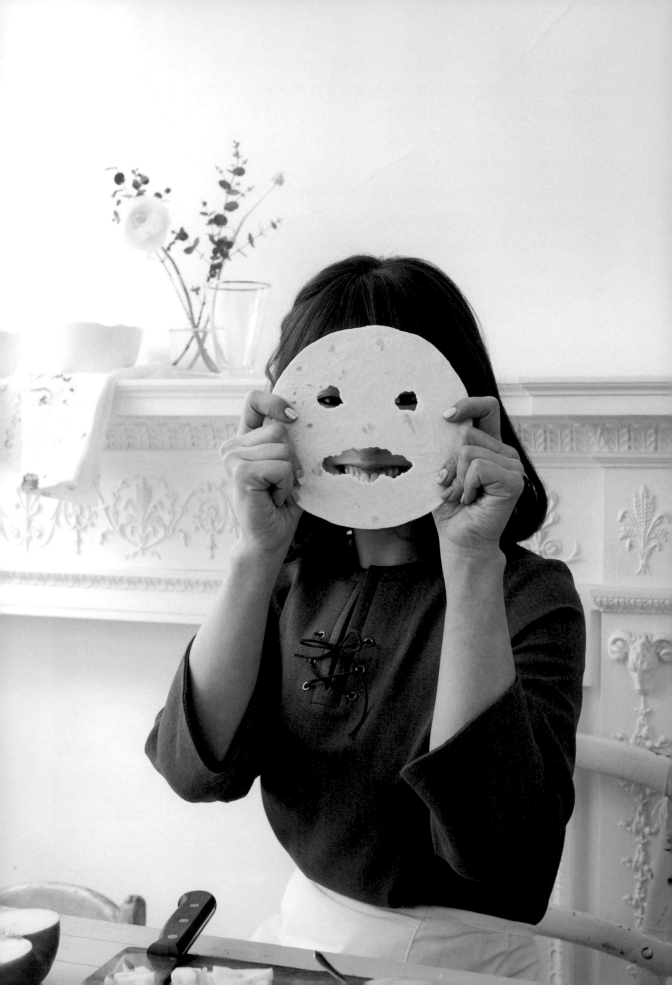

不論變多瘦，都別忘了「我曾胖過」

籌備這本書的期間，我拜託熟人、朋友和家人們「寫封信給我」，因為尾珍好像遺忘了什麼。

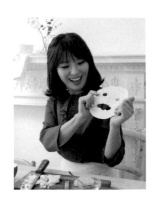

我的人生在短時間內產生巨大的變化，我不再是以前胖胖的權尾珍，而是瘦了一圈的權尾珍。當然，不論胖瘦，我都是權尾珍。可是我卻發現，瘦下來的尾珍似乎變了。我漸漸習慣瘦身帶來的便利，開始覺得現在擁有的一切都是理所當然，彷彿忘記過去的模樣與努力。因此，為了找回「莫忘初衷」的自己，我需要身邊的人告訴我，我在瘦身期間的改變，是不是仍和以前一樣？

很高興，大家都願意幫我寫瘦身前的回憶錄（笑），因此，本書的一開始，我邀請前輩及同屆的諧星夥伴們，替我回憶 20 歲到錄製〈瘦身女孩〉前的這段日子；而我的高中朋友們，則在本篇講述我成年之前的故事。

✿ 開朗、活潑，更是大家的開心果

身為尾珍的老朋友，我很幸福。每次想起尾珍，都會令我想起 17 歲剛上高中，不懂事的青澀模樣。妳那時很快樂、很開朗，光是看見妳就能讓其他人心情變好；妳簡直才華洋溢。

身為班長的妳，總是站在最前面領導大家，很有衝勁，也很有行動力，雖然偶爾也會粗心犯錯；妳在班上人緣很好，是大家的開心果，但我們讀的是女子高中，妳一定覺得很可惜吧？別班叫班長「地下導師」，但妳卻沒有令人討厭的班長形象，即使我們班不是很會讀書，但班上的氣氛真的很棒。

只要上課氣氛很無聊、很多同學在打瞌睡，或連老師也疲憊不堪時，妳就會用特有的明朗嗓音說：「老師，我們聽一下高耀太（按註：韓國三人混聲組合，音樂曲風以電子舞曲及 Hip Hop 為主）的歌再上課嘛！」妳很識相，知道每位老師的喜好，即使是傳說中如惡虎的老師，妳也能將他變成小貓咪。

我也想起校外教學那天，坐在遊覽車後座、帶動氣氛的妳。妳用手和腳打節奏，拍子、歌詞全都是自己創作的「made in 尾珍之歌」。即使過了 10 年，我依然記得那首歌，真的很琅琅上口。自從那時起，我就已知道，妳的才華不同凡響。

或許很多人認為，妳不過是「瘦身成功的女藝人」，但我長期以來都有默默關注妳，身為少數了解妳真實個性的人，我真的很替妳現在的成就感到開心，並為那些一輩子也不懂妳的人感到遺憾。

妳的高中麻吉 朴世瑛

✿ 尾珍的善良，讓我願意對她說出真心話

我以往都認為，身材肥胖的人會因為周遭異樣的目光，多少有些內向、陰沉，難以親近。可是妳卻完全不一樣，簡直就是電視裡走出來的胖諧星（喔，對，現在要扣掉「胖」，只有諧星 XD）。妳的身形非比尋常的壯碩（現在的身形則是嬌小玲瓏），卻擁有難以模仿、獨樹一格的搞笑風格，常常逗得身邊的人哈哈大笑。或許就是你天生的搞笑本領，當我聽到你加入經紀公司、參與演出、上電視，甚至是上〈搞笑演唱會〉時，我一點都不意外（但還是感到好神奇，我的朋友成為藝人了），因為這就是權尾珍，終於站在屬於她的舞台上了。

每次去妳家，都有「回到自己家」的感覺，因為有好吃的食物、好睡的床，我真的超喜歡跑去尾珍家玩耍。尤其是尾珍煮的傳統韓國菜，超合我胃口！

每次我要回鄉時，妳都會從租屋處的冰箱中，拿出各式各樣的美味小菜，包括泡菜、辣蘿蔔、醋漬海帶芽等，裝成一大袋（雖然說是一袋，實際上卻是五袋），讓我帶回家孝敬父母，真的很貼心又令人感動。

在我看來，這是妳最獨特的魅力，妳從不吝嗇自己的讚美，且不會表面虛假的敷衍了事，而是發自內心的「真心話」。每次聽到你的讚美，雖然感到害羞，心情卻會非常好。呵呵呵～我特別喜歡妳讚美他人時的誠懇眼神。在妳面前，總是能充滿自信。但願日後妳也能像現在一樣，不論好壞，繼續對我說出真心話吧！

妳一輩子的好朋友 朴智藝

✿ 我會永遠支持妳，加油！

　　我記憶中的尾珍姐姐很多變：參加 MBC〈八道歌唱大王〉節目時，模仿歌手米娜的尾珍姐；在大學路裝扮滑稽、穿著睡衣便走在大街上的尾珍姐；每次見面，又變得更大隻的尾珍姐；喜歡紅髮安妮、同時頂著紅髮現身的尾珍姐。不論是 103 公斤，還是現在的 50.5 公斤，我都愛。因為多變的尾珍姐，總是能帶給我驚喜與快樂。

　　KBS〈搞笑演唱會〉的節目總監金碩炫曾問過妳：「比起雕塑石像的辛苦，雕塑身材與體內脂肪哪一個比較痛苦？」當然我知道，這是一句玩笑話，但是尾珍姐姐卻很巧妙地回答：「我是在痛苦終點誕生的珍貴雕像，期許自己不要成為徒有外在美的石雕，而是當個坦蕩蕩、毋須偽裝的權尾珍。」聽完我不禁潸然淚下。姐姐不是純粹為了「外在」努力，而是發自內心的，由外而內地改變自己。為此，確實付出了一般人所無法想像的辛苦。我會在背後一直支持妳，加油！

認識尾珍姐 7 年的 金敬美

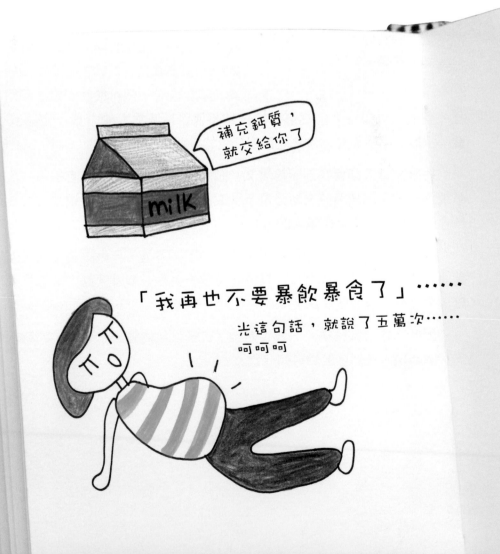

揪朋友一起減肥，瘦身更有動力

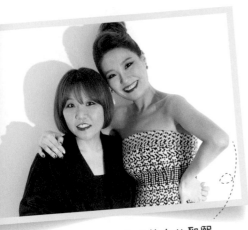

（左）把我塑造成美女的聖熙

許多時候，我與朋友間的話題常不知不覺聚焦在減肥上。像是負責髮妝造型的院長、設計師，甚至是採訪時認識的記者或電視台製作人等，因此，我身邊有許多一起減肥奮鬥的好朋友。

其中，最要好的就是聖熙。我經常去她的髮廊做造型，她和我一樣，打從娘胎開始就很胖，我們同樣擁有多年的瘦身經驗，所以很聊得來。

上次過節時，我問聖熙：「放假有吃好料嗎？」她笑著說：「託妳的福，在妳的監督下，我都不敢亂吃了。」接著又說：「減肥及控制飲食，真是一場長期抗戰。能有一個可彼此安慰、感同身受，並互相監督飲食的人，是很大的福氣。尾珍妳不僅帶給我很大的力量，也讓我有認真減肥的意識。」聖熙對我而言，就是能互相打氣的好朋友。

我幾乎每天都會在部落格發文。減肥期間，我會將每天吃的食物、去的地方、做的事情逐一拍下，再寫成文章分享。這並不是件容易的事，如果說，我從來不曾覺得發文是件麻煩事，那肯定是騙人的。

儘管有時想多睡一會兒、想再鬼混一下，可是，一旦該發文的時間沒發文，粉絲們就會擔心我是否發生什麼事。我總是為這份美好心意所感動，一看見大家的關心留言，厭倦發文的偷懶心便會馬上消失，立刻回覆大家，回應粉絲們的關心。

因此，經營部落格時，我也邂逅了許多珍貴的緣分。或許是因為同樣關心「減肥瘦身」的問題，我們才能變得如此親密。

✿ 記住，我們是為了「自己」而瘦身

知賢姐是我在部落格認識的朋友。她認識我之後，瘦了 15 公斤，成為 S 號女孩。

我和知賢姐兩人天生都很愛吃，所以偶爾也會相約去吃到飽餐廳，嗑光兩三盤食物後再一起運動。即使是熱到抓狂的夏日也無所謂。

有一天，在吃完一大堆食物後，我們從新村開始走，越過西江大橋，走過地鐵大方站，一邊哼著歌，一邊大聲地笑鬧著。某次，我們突然心血來潮，想走路運動，便毫無計畫地走到新豐站；還有以「撫慰身心」之名，而前往坡州的瘦身之旅中，當別人在咖啡廳享用早午餐時，我們卻吃著清淡的南瓜粥和水煮蛋。

她總是問我：「我很難瘦，可以吃這個嗎？這種時候該做什麼運動才好？」而我總是會以「那段時期本來就會這樣，但我那時會這樣做…那樣做…」。這些話對姐姐來說，似乎受益良多，非常開心能為她分憂。知賢姐也在信裡提到，「每當我煩妳，問妳一堆減肥問題時，妳從不藏私，簡直就是我的好幫手！謝謝妳告訴我，**不是為了變美而瘦身，而是為了能更愛自己才瘦身。**」

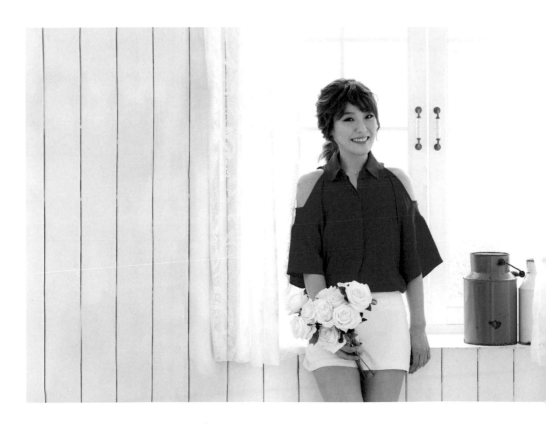

認真過日子，體重一定會減少

〈吉卜力工作室設計手稿展〉是我參觀的第一個展覽。或許是首次參觀這類展覽，心中期望過高，導致有些落差；又或是因為那並非我喜好的風格，我竟感到十分無趣，一點興致也沒有。可是，為了寫部落格，我還是裝出一副很有趣的感覺，拍照時笑得特別燦爛；甚至裝腔作勢了一番，寫了一些很深奧的文字在部落格裡。

殊不知那天令我印象最深刻的事情，是我和朋友智藝吃完墨魚巧巴達後，因胃口大開又吃了三明治，以及我們從展覽會場出發，邊走邊聊，不知不覺走了 2 小時。隔天，我的體重竟然少了 400 公克。

〈梵谷展〉是我參觀的第二個展覽。這次我和朋友尚恩一同前往，我依然覺得興致缺缺，我終於明白，我大概是真的不懂得欣賞藝術品吧！可是，為了散發「文藝少女」氣息，我還是拍了照，也不知笑了多久，害得我臉好痛。接著，我們沿著德壽宮的石牆路散步，經過自由市集撿便宜、買了人氣鬆餅店的美味鬆餅。接著再從德壽宮一路談笑風生，輕鬆地走到龍山站。隔天，我的體重竟然又少了 200 公克。

雖然每次看展覽的日子，到最後都會變成與朋友吃吃喝喝、走路散步的行程。不過，翻開之前的日記本，每次參觀展覽後，隔天我的體重總會減輕。或許是因為我盡情享受與朋友相處的時光，和自己喜歡的人一起開心地吃東西、聊有趣的話題、拍美麗照片、快樂地逛街購物、精力充沛地走著，盡情享受生活中的每個細節，所以身體也能感受到，進而慢慢變輕盈。

不一定非得空出運動時間，或花費昂貴金錢報名健身房；也不用只吃雞胸肉沙拉、水果或蔬菜才能減重。**只要認真享受自己的人生，不知不覺，就會一天比一天更瘦！**

∴尾珍想對你說
享受人生吧！只要樂在其中，體態也會改變。

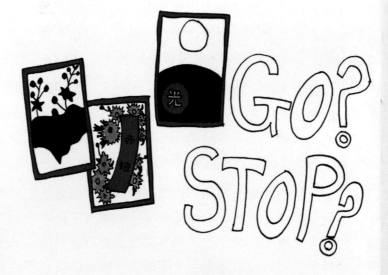

不能吃也要 **Go!**

感覺勉強時，請 **Stop**

不給自己過多壓力，體重就不會飆升

　　我以前的體重是 103 公斤，現在則是 50.5 公斤。瘦下來的重量，比我身上現有的體重還多。我經常聽別人說，儘管妳瘦了很多，但肌膚彈力依然極佳，身材也雕塑得很好；也曾聽到別人說，雖然妳的身材沒有特別好，但也不差。比起其他女生，我的肌肉量多，體脂肪量少，這是正確的飲食習慣跟勤奮運動，所造就的體態。

　　正常來說，只要減輕一些體重，肌膚彈力就會下降；而我減了 52.5 公斤，卻能保有肌膚彈力的原因是，我從未荒廢四肢、腹部、背部等肌肉運動。此外，除了正常飲食和鍛鍊肌肉外，我也鍛鍊「心靈的肌肉」。想要健康的瘦下來，就必須將「心靈健康」放在第一順位。（基於這點，我要感謝我的父母，給了我天生樂觀的個性。）

　　將糖果當成感冒藥給患者服用，病情便會好轉，這就是安慰劑效應。我曾經用它來測試我弟弟。我弟的消化系統不好，經常便祕。某天三更半夜時，因為我實在太想吃果凍，但礙於明早有重要的拍攝工作，吃下去可能會有些負擔；一方面我想測試安慰劑效應的結果，於是便叫我弟代替我享用（不然我可能真的會忍不住吃掉），我騙他果凍是乳酸菌錠，要他仔細嚼過後再吞。他邊吃果凍邊說：「到腸道幹活吧！我們腸道見。」沒想到隔天早上他說，腸子好久沒有如此通暢了，他非常感謝我。由此可見，「心態」是如此重要。

　　「壓力」是減肥最大的敵人，也是萬病的根源。每個人都會有壓力，包括我自己也有壓力，但我之所以能經得起壓力的考驗，要歸功於緊實的心靈肌肉，是它讓我能以正面想法來淨化壓力。如果你在減肥，我會極力推薦你看好笑的電影，因為太悲傷的電影會讓人發胖。

　　什麼？！你一定會想「怎麼可能」，這是真的，而且經過研究證實了。

∴尾珍想對你說
放鬆心情，才能真正瘦下來。

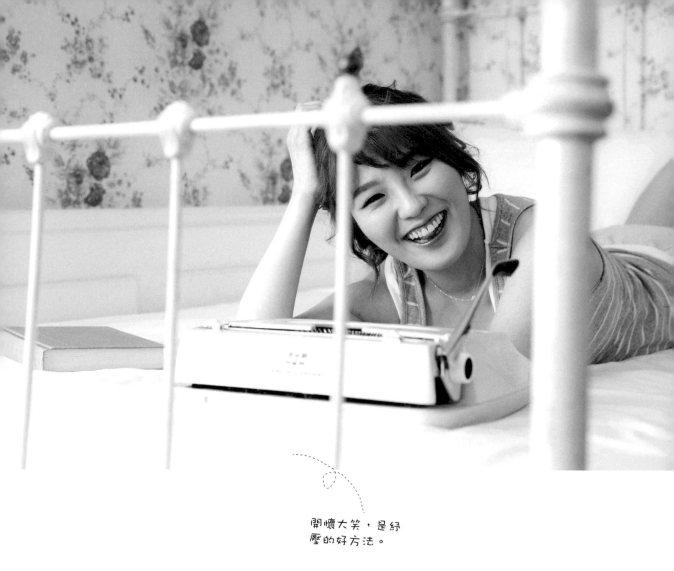

開懷大笑，是紓
壓的好方法。

✿ 憂鬱時，容易吃更多

　　德國符茲堡大學的研究團隊，以 80 位 19 歲到 47 歲的男女為對象，做了一項「觀賞歡樂、悲傷及中立電影後的心境變化」實驗。他們讓受試者觀賞完電影後，喝下甜的、苦的、酸的、有味道的、油膩的飲料，並測驗他們的味覺準確度。結果，看完悲傷電影的受試者，完全察覺不出飲料的油膩度，因此喝了很多。

　　也就是說，**「憂鬱」容易使身體的控制能力下降，導致不經意地吃下更多食物**。而這種傾向意味著，患有憂鬱症的人通常也有肥胖問題。因此千萬要記住，比起雕塑身材，更應該先塑造健康的心靈。

身體不是垃圾桶，千萬別過量進食

媽媽只要看到弟弟時俊的飯沒吃完（我都是吃不夠，從來沒有剩過），就會說：「這是農夫流血流汗種的，一粒也不許剩！」

唸書時，老師也總會說：「不可以剩飯，在飯沒吃完前，我不會放人！」（這點同樣不適合用在我身上，哈~）

雖然我沒當過兵，但只要看電視，那些看起來很嚴厲的教官們說：「不准剩飯！」就會覺得「剩飯」是一件多麼不可原諒的過錯，竟然會挨罵。剩太多食物確實不好，但勉強自己全部吃完也不好。我媽當年還是少女時，身材十分苗條，身高 162 公分，42 公斤；但她現在卻胖了 20 公斤，是 62 公斤（媽，抱歉啦，出賣了妳）。媽媽們總會說：「年輕時，我也很瘦。」

其實，讓媽媽們發胖的原因之一，就是「捨不得剩下的食物，總是全部吃光」。吃完身體所需的分量後，因捨不得剩菜而吃下多餘的食物，這已經不是單純的吃東西，而是將食物如垃圾般，扔進我們珍貴的體內。**當體內囤積過量的食物時，便會形成脂肪或膽固醇，造成肥胖。**

如果肥胖並不是一件壞事，倒還不成問題。殊不知，「肥胖」是一切疾病的源頭，包括高血壓、糖尿病、高血脂、胰島素分泌失調、貧血等，都與肥胖有關。想起曾因肥胖問題而勤跑醫院的自己，我的心情有如怒火中燒～（急躁個性快按耐不住了……，是的，我就是個急性子。）

不是有句話說，「沒吃完的廚餘，以後下地獄都得吃光。」不用等到下地獄，如果你硬著頭皮，將剩飯全部塞進已經飽足的身體內，如同垃圾桶般拚命盛裝，總有一天，身體會因為承受不了，進行絕地大反撲。

∴ 尾珍想對你說
每餐八分飽，千萬不要過量進食。

單調的速食人生 VS

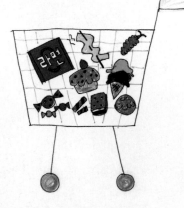

豐富的慢食人生

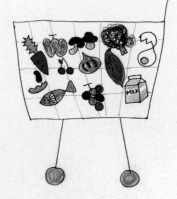

我不是單純購物。
購物車裡的食物，決定你的生活。

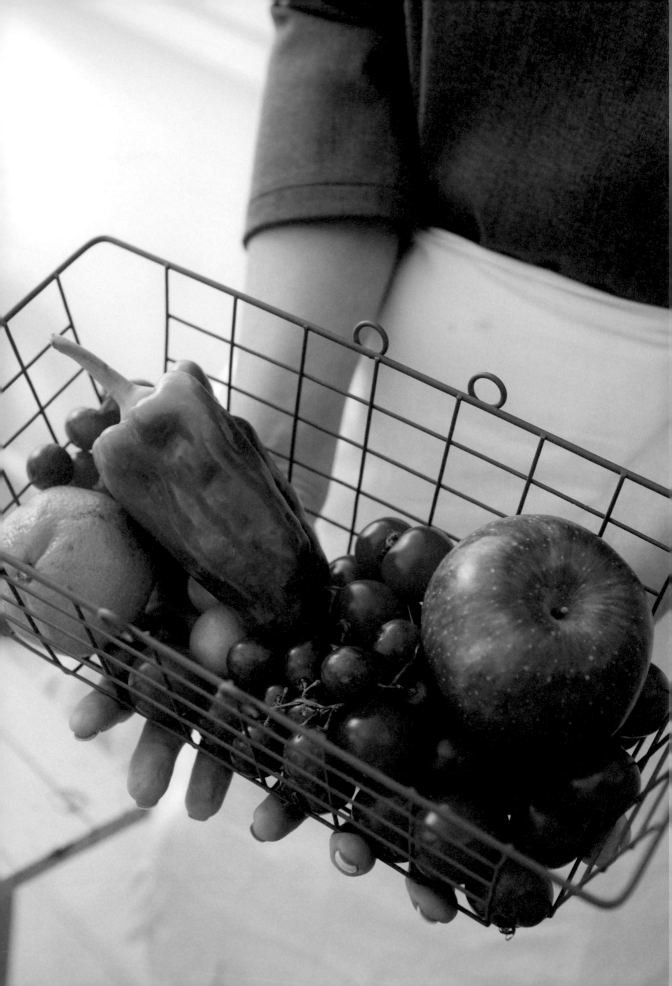

少吃垃圾食物，避免囤積脂肪

　　坦白說，我其實是「碳水化合物中毒者」。因為我喜歡吃白飯配菜，沒事在家時，最常做的事情就是料理，因為喜歡做菜，理所當然就會吃很多白飯。如果「適量」吃倒是無所謂，可是我不但吃太多，也整天不活動，又經常無所事事，以致於卡路里的消耗量很少。如果，過度攝取碳水化合物不會對健康造成危害，我就不會勸阻各位，但是，它可是會引起肥胖、糖尿病、腎臟病、癌症、失智症等疾病的元兇啊～

　　不過，碳水化合物並不代表一定會轉變成脂肪。只有在攝取量超過體內所需的總量時，才會被當作無法使用的卡路里，囤積在體內，轉換成體脂肪。因此，**一旦開始減肥，當務之急就是「減少碳水化合物的攝取量」**。不過，完全禁食碳水化合物也絕非好辦法，因為一旦戒掉碳水化合物，只會激起更多的食欲，使我們暴飲暴食，吃下更多不營養的食物。

✿ 以糙米取代白飯，減少食用碳水化合物

　　碳水化合物可幫助分泌，能喚起幸福感的荷爾蒙「血清素」，使心情變好，也有助於消除強烈的飢餓感。因此，說碳水化合物是造成肥胖的主因，可能只說對了一半，「好的碳水化合物」反而是擺脫肥胖的重要營養素。

　　所謂好的碳水化合物，是指複合的「多醣優質碳水化合物」，富含水溶性膳食纖維，容易有飽足感。因此，建議糖尿病及肥胖患者要多吃糙米或大麥，多攝取有助維生素吸收，可減輕壓力的水果、地瓜、馬鈴薯、南瓜及燕麥等優質碳水化合物。**請盡量避免食用點心、餅乾、麵食、麵包等單醣碳水化合物，才能有效預防脂肪形成。**

∴ 尾珍想對你說
多吃優質碳水化合物，少吃餅乾、麵包。

做到十件事，再也不復胖

❶ 平均分配三餐的分量，「早餐」最重要

「晚餐吃很少」，是減肥高手才辦得到的事。因此，我建議平均分配一天所需的用餐量，然後再逐漸增加早餐分量，和減少晚餐分量。一開始就想著不吃晚餐或吃很少，一定無法持久，導致減肥失敗。

❷ 暴飲暴食後，千萬不可故意餓肚子

許多人在過量飲食後，會故意餓肚子，少吃一餐，認為這樣可以減少熱量囤積，殊不知，這種飲食習慣會使「基礎代謝率」下降，反而越餓越胖，並刺激胃酸大量分泌，引起胃食道逆流等疾病。因此，暴飲暴食後的下一餐還是要吃，就算只吃一點，也比餓肚子來得健康。

❸ 養成記錄「飲食內容」的習慣

隨時想吃就吃，便無法知道「自己到底吃了多少？」、「吃了什麼？」、「營養是否均衡？」因此，我建議各位寫飲食日記。只要看到飲食日記，就能一眼看出飲食習慣是否有問題，有助改善錯誤的習慣。

❹ 餐後別吃甜食，可避免脂肪堆積

我們的身體會將「糖分」當作能量來源使用，因此，若餐後吃高糖食物，之前吃的食物將容易被儲存為體脂肪。基於這個原理，若將進食順序改為膳食纖維（可生吃的食物、發酵過的食物、熟食）→蛋白質（植物或動物性皆可）→碳水化合物，將有助於減輕體重，避免脂肪囤積。

❺ 用餐時間至少要 20 分鐘，並細嚼慢嚥

開始進食到產生飽足感前，至少要花 20 分鐘以上。一旦吃太快，在大腦接收到

「吃飽了」的訊息前，食物早就已經吃完，馬上又會想吃其他食物，導致飲食過量或暴飲暴食。因此，細嚼慢嚥才能幫助大腦順利產生飽足感。記得，**讓你有飽足感的地方不是胃，而是大腦。**

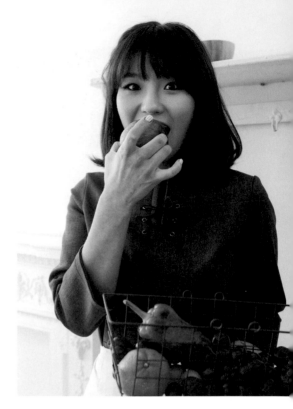

❻ 少吃湯泡飯，減少鹽巴攝取

不論是清湯或濃湯，調味過的湯品通常都含過多的鈉。此外，如果將飯泡到湯裡吃，飯會稀釋湯的鹹味，讓我們感覺不出鹹味，以致攝取過多的鈉，增加身體的負擔。過鹹的食物，會使我們的胃口改變，增加食欲。吃湯泡飯對身體無益，建議少吃，才能健康瘦身。

❼ 使用小尺吋的碗筷與湯匙，減少進食量

將平日用的碗筷與湯匙，換成小一號的兒童尺寸，能帶來視覺上的錯覺，進而得到飽足感，有助於調整用餐量。

❽ 多吃膳食纖維，有效預防便祕

「膳食纖維」含豐富營養素，容易有飽足感，能有效預防與解決便祕，促進腸道蠕動。不論各位是否正在減肥，多吃皆有益健康。

❾ 均衡攝取蛋白質，幫助肌肉生成

想要成功瘦身，「肌肉」是決勝的關鍵，而養成肌肉的原料即為「蛋白質」。只要身體有肌肉，即使體重沒減輕，看起來也會比較瘦。此外，有助於心靈健康的褪黑激素，及血清素等人體的必要荷爾蒙，也需仰賴蛋白質的生成。因此，請務必每日均衡攝取蛋白質。

❿ 多吃優質碳水化合物，如糙米、地瓜

如果體內的碳水化合物儲存量不足，將會造成飲食過量或暴飲暴食。因此，請盡量避免食用容易被快速吸收的單醣碳水化合物，應多攝取複合多醣碳水化合物，如地瓜、糙米和大麥等未精製的食物。

失眠多因胡思亂想，
放鬆心情能一覺到天亮

成功瘦身後，一切都很美好，不過，「失眠」可能是我最大的後遺症，我現在才明白，能好好睡一覺是多麼幸福啊～（淚）。

平常我都是素顏出門，但是嚴重失眠的那段期間，如果沒化妝簡直無法見人，臉色就像放了多年的豆醬般，非常暗沉。有一段時間，我的失眠狀況非常嚴重，常會沒來由的感到不安、恍惚，心如死灰。每天都要到天亮才能睡著，好不容易睡著後，兩個多小時就醒來。白天睡意來時，我又因為工作而無法睡覺，真的很痛苦。

後來我才明白，我的失眠是來自於「想法的差異」。我曾毫無睡意的睜著眼睛發呆，直到凌晨四點才入睡；也曾為了看一部電視劇，一口氣熬夜看完 16 集；也曾因好奇下一章的故事，徹夜讀完一本推理小說；也曾在文思泉湧的日子，通宵寫文章寫到天亮；也曾為了親手製作愛犬的衣服，熬夜用針線縫製。那時的我，即使整夜沒睡，隔天依然生龍活虎。殊不知，現在的我是因為想著「為什麼睡不著」，一直強迫自己睡覺才感到疲累。

某天晚上，我沒有躺著數羊，勉強自己入睡，而是一邊聽著喜愛的輕音樂，一邊開始畫畫。當我畫好草稿、拿起色鉛筆時，睡意不知不覺就來襲了。就在改變想法、放空心靈的這天，我睡得格外香甜。其實，人的內心往往有一個愛唱反調的小孩。你叫他讀書，他不讀書；減肥時，又莫名其妙想吃更多食物；休息時，卻想去工作。因此，若是勉強要求自己「現在去睡覺」、「該睡了」，內心的小孩反而會反抗，一旦想太多，只會更睡不著。

睡不著時，別認為是失眠，不妨當作是充實自我的時間，盡情享受吧！

∴尾珍想對你說
不要過度勉強自己，以免造成反效果。

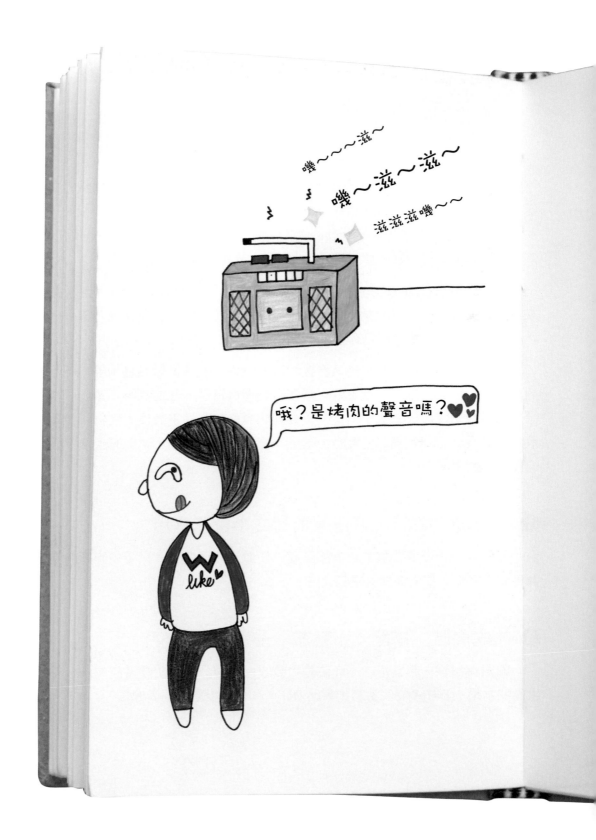

想大吃時，可搭配番茄、葡萄解膩

「女性」是出生時被劃分為女人的人類；女性也等同於奶奶、媽媽、姐姐、妹妹、姪女、媳婦等名詞；女性也會被細分成「為了減肥而擬定計畫的女人」、「正在減肥的女人」、「空喊要減肥卻不行動的女人」，以及「減肥後，面臨復胖而傷心難過的女人」。減肥就猶如標籤一樣，跟所有「女性」形影不離。

有可能今天正在減肥中，明天就被美食誘惑而鬆懈大吃，隔天重新進入減肥模式後，又再度認輸。尤其是週末，週末最適合認輸了！因此，我甚至希望每天工作，沒有休息也無所謂，一週最好只有星期一到星期五，沒有星期六及星期日。

可是，只吃低鹽、低卡的減肥餐和健康食物，餐餐計算熱量，根本不切實際。一想到可能要這樣吃一輩子，就更令人感到害怕與痛苦了。儘管我將「減肥」掛在嘴邊，偶爾也還是會想吃垃圾食物；但是，只要同時攝取富含營養價值的食物，便能將傷害降到最低。如果一定得吃高脂肪食物，建議牢記下列四大守則，就能減低高熱量食物對身體的負擔與傷害。

❶ 吃高脂食物時，可搭配葡萄或小番茄食用

高脂食物會導致三酸甘油脂的形成，使血液循環變差。只要多吃富含抗氧化物質的葡萄或小番茄，便可減少身體的負擔。

❷ 想吃肉時，搭配「小番茄」最適合

肉類與甜食一起食用時，會使體內吸收過多糖分，因此建議吃肉時，不要搭配甜度太高的水果。不妨多吃小番茄，幫助消化，同時減少脂肪的吸收。

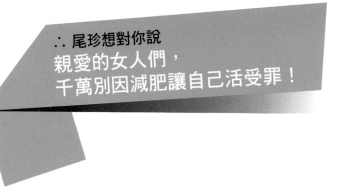

❸ 吃重口味的食物時，可補充黑巧克力

　　巧克力中含有「可可」，有助於降低血壓，尤其是可可含量高於 60% 的黑巧克力。因此，建議吃完高鹽高納的食物後，多吃黑巧克力，幫助排除鹽分。

❹ 攝取碳水化合物時，可搭配醋食用

　　過量攝取碳水化合物，容易造成血糖飆升，此時可補充醋，抑制血糖上升。

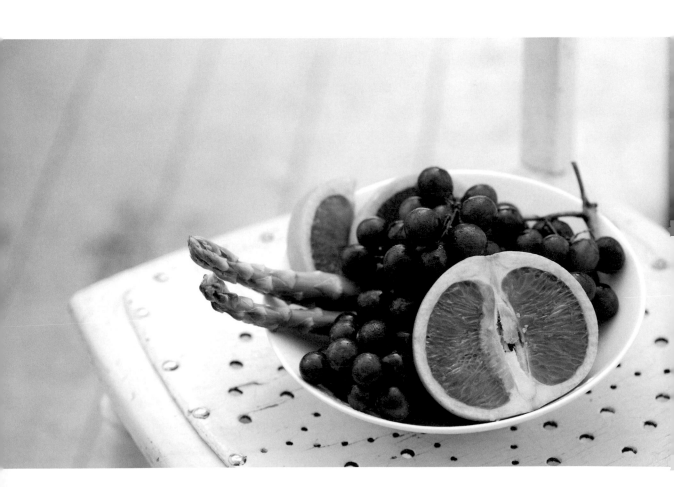

每個人的條件不同，
別用世俗的標準綁架自己

因為父母希望我唸大學，所以我努力考上大學，但後來發現這不是我想要的，就毅然決然的休學了。就算如此，我也沒有鬼混度日，因為我很清楚自己的目標，並在大學路的小劇場學習，增進實力，以此取代大學的校園生活。對我而言，小劇場就是我的「實戰大學」。我認為，凡事不論好壞，都要親自體驗後，才會知道「是否想要」，就像當初考大學一樣，進入大學後，我才知道這並不是我要的。

縱使高中畢業不足以自豪，但我認為，只要我願意，隨時都可以重回校園。畢竟，沒有人規定高中畢業後，一定要馬上讀大學。取而代之的是，比起同輩的朋友們，我經歷更多豐富的事物。過程中我也曾失敗，也曾哭過好幾回。生活中，我也曾遇見想交往的對象，也造訪過許多地方。當然，儘管我不完美且平凡無奇，可是我堂堂正正的生活，擁有比大學畢業證書，更有看頭、更有價值的經驗，這就是我的條件與能力。

許多挑戰都是因為「我不願放棄」而完成的，因此回顧我過去短暫的人生，我也問心無愧。搞笑藝人的公開選拔，我落選了三次。期間，我思索超過千次，莫非這不是我該走的路？是我沒天分嗎？或許是我不服輸的個性吧！我為自己定下目標，一定要在選拔年齡限制前，挑戰成功。正因為全力一搏的企圖心，才能在相對年輕的年紀下，以 22 歲搞笑藝人的身分，成為 KBS 公開選拔的諧星。如果我只是想找份安定的工作、放棄我的夢想，或許就沒有現在的我吧？也不會寫著這篇文章吧？呃～一想到就起雞皮疙瘩！

若從世界的標準來看，我理應為僅有的高中畢業學歷感到羞愧，但那只是世界的標準、他人的想法，我並不感到羞愧。這個世界沒有「標準答案」，所謂的「熱潮」、「趨勢」，都只是變來變去的流水罷了。

✱ 大家都說好的方法，不一定適合自己

錄製〈瘦身女孩〉的期間，一年 365 天，天天備受關注，壓力極大。於是我採取終極減肥法，只要大家說有效的方式，我都願意嘗試。可是我發現，這個方法行不通。

大家換個角度想，如果廣告中的瘦身法簡單有效，那胖子應該會在地球上滅絕才是，為什麼因肥胖感到困擾的人，還是很多呢？**因為我們每個人都是獨一無二的，世界上不可能有適合所有人的「標準減肥法」**。對 A 有益處的食物，卻可能對 B 造成傷害；對 C 有益處的運動，卻可能對 D 造成傷害。

因此，不要受「熱潮」、「趨勢」擺布，找到適合自己的方法最重要，也不要愚蠢地用世界定好的標準，來計劃你僅有一次的人生。因為，你是世界上獨一無二的花朵！

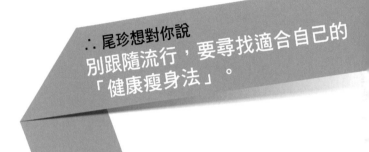

∴尾珍想對你說
別跟隨流行，要尋找適合自己的「健康瘦身法」。

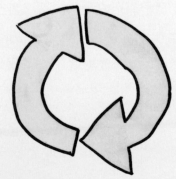

減肥 · 愛情 · 考試

即使某件事失敗了，

也別難過。

只要重新整理就好。

連電腦都能用 F5 鍵
重新整理，
難道我辦不到嗎？

每個人都有優點，別因肥胖而自卑

現在想一想，我還是覺得胖尾珍，也就是胖到 103 公斤的尾珍很可愛、很討喜。那時的我，並不認為肥胖是自卑感或壓力。想起那甜滋滋的微笑臉蛋、貌似快炸開的腮幫子、走路搖搖晃晃的步伐，至今依然令我發笑。

因為胖過、面臨過溜溜球效應，也知道現在如果突然放縱自己，很可能馬上被打回原形，但我依然相當感謝自己是易胖體質（雖然我還是很羨慕吃不胖的人，哈），但正因我是易胖體質，才能養成運動及良好的飲食習慣，得到健康又美麗的身心；如果我沒有胖到 103 公斤，我就得不到「瘦身女王」的頭銜了！對我而言，現在擁有的一切更加彌足珍貴。

大家可能會問，這難道不是另一種自卑嗎？或許正是因為我天生的不完美，讓我變成凡事樂觀、積極正面的權尾珍。我有一些引以為傲的小祕密，想與大家分享，如何將自己的不完美，變成我最自豪的優點。

✿ 因為愛笑，讓我擁有一張天生的「笑臉」

我的眼角上揚，即使沒有笑，大家也會覺得我在笑，也就是俗稱的天生笑臉。因此，我曾在不該笑的場合，被反問「妳在笑嗎？」引起誤會。拍性感海報的日子，理應擺出嬌媚性感的表情，而非可愛的微笑，但即使我沒有笑，仍卻不停聽到攝影大哥對我說：「尾珍小姐，今天拍攝不用笑喔～性感一點」。

以前我很喜歡自己天生上揚的眼角，代表我可以一直「笑臉迎人」。不過出了社會後，我很討厭自己的「眼角」，我討厭因它而被挨罵，甚至開始厭惡自己的笑臉。

回到家後，我看著鏡子，同時陷入「為何我的笑臉和眼角總是上揚」的苦思中。我之所以有笑眼是因為從小開始，媽媽總會對我說：「尾珍笑的時候真的好漂亮，別人說，韓國小姐微笑時會露出八顆牙齒，妳知道嗎？尾珍笑的時候也露出八顆耶！妳的微笑和韓國小姐差不多喔！」

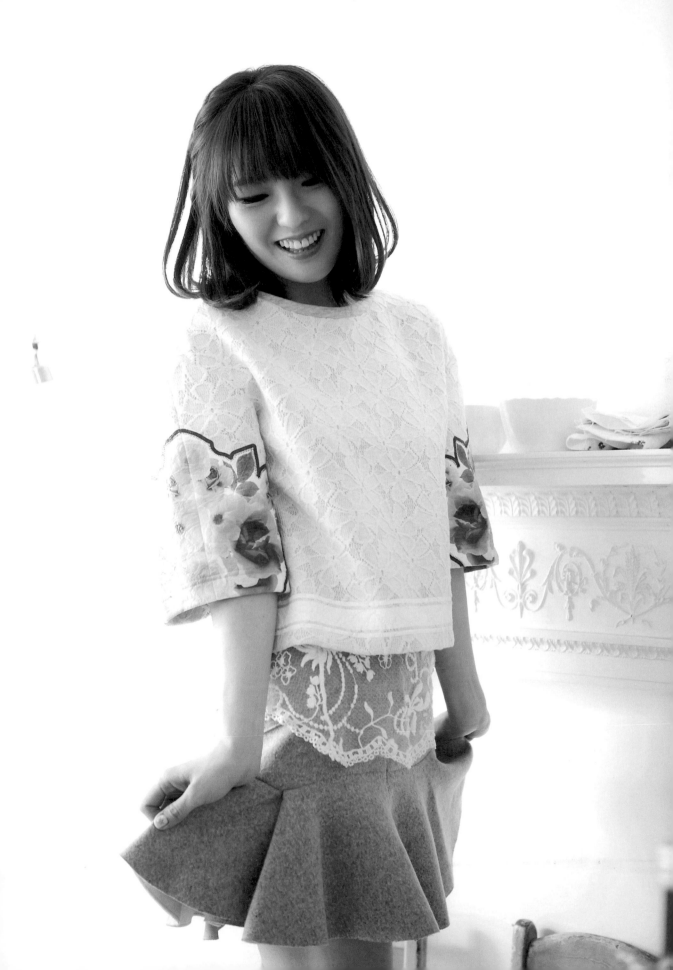

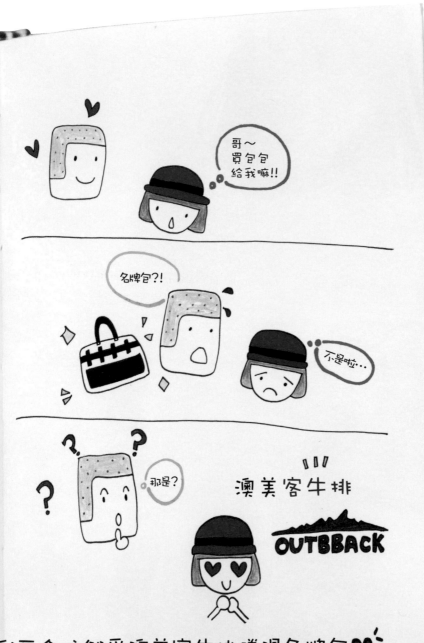

我至今依然愛澳美客牛排勝過名牌包

只要提到韓國小姐，就想到美女；韓國小姐的微笑，就是尾珍的微笑。我似乎是因為太常被媽媽稱讚，才開始變得愛笑，就這樣笑著笑著，我竟成了總是很樂觀的尾珍、愛笑的尾珍（這是我自認為啦～）。

如此定下結論後，我更愛我上揚的眼角了。當我更愛自己後，也更常聽見「尾珍小姐，妳笑起來真的很漂亮！」再說，全度妍、孫藝珍、李孝利、Tiffany 的笑眼也是魅力十足，所以我也很有魅力！！！！！！！！！！！！！！！！！！！！！！！！！（沒錯，我是不好意思才用這麼多驚嘆號的。）

✴ 只要下定決心，改變就能成真

因為遺傳，我的手指短短的，並不好看；也因為從小就愛寫作的關係，拿筆寫字的時間長，中指甚至長了粗粗的繭。後來，開始利用啞鈴進行肌力訓練時，連手掌都長繭了。天啊……，妙齡少女的手怎麼會是這副德性！所以我不喜歡給別人看手或牽手，排斥任何「雙手」的接觸。

以前總是將手放在口袋或藏起來，但是某天，不知發生什麼事，我改變想法，開始認真愛惜雙手。一有空就擦護手霜，也去保養指甲，同時戴起飾品。雖然寫作讓我的雙手變醜，但也因為自幼就一直寫文章，如今才得以出書；雖然啞鈴讓我的雙手變醜，但認真做肌力訓練後，成功減重 50 公斤，找回健康結實的身材。因為一個小小的改變，現在才能每天見到自己變美的雙手。

芭蕾舞者姜秀珍的腳、足球選手朴智星的腳、花式溜冰選手金妍兒的腳，多美呀！想著那是認真生活到現在的證明，我更覺得自己的手好美、好值得驕傲。

自卑感可以消除！只要用橡皮擦將自「卑」感改成自「豪」感就可以！

絕不盲從，請選擇適合自己的運動

如果要我選出一樣最喜歡的物品，非常困難，因為我喜歡的東西，好多啊～～

〈鐵達尼號〉是我喜愛的電影之一，超越身分、地位而相愛的兩個人，甘願犧牲生命的主角傑克與蘿絲，他們的愛是多麼熾熱呀！親吻到一半時，在起霧的玻璃印上手掌印的畫面，使我的眼睛發亮，好閃啊～它絕對是最經典的愛情電影，即使看了好幾遍，依舊感人肺腑，每看必哭。

我喜歡的顏色是薄荷色，感覺清爽又涼快。它讓我有開朗、自信的感受，所以任何冠上「薄荷」兩字的東西我都喜歡，薄荷冰淇淋、薄荷茶、薄荷口香糖、薄荷牙膏等，我一定無條件說好！簡直是薄荷狂人，哈哈。

我的理想型不是大眼睛、聰明風趣、買昂貴禮物送我的男生；而是愛我原始模樣的男生。他要接受所有我的缺點；生病時要用濕毛巾照顧我；要常常問我「有好好吃飯嗎？」、「妳在幹嘛？」、「晚安」；注意瑣碎小事，讓我感到溫暖；要如哥哥般，既像大人、又像孩子一樣天真無邪，總是帶給我被愛的感覺……，這樣的人應該不存在吧？如果存在，請他愛我好嗎？呵呵呵～

至於我喜歡的食物，簡直多到數不清……。我沒有討厭的食物，只有和身體不合，而不能吃的食物，絕非我不喜歡，像是鮭魚、鴨肉、泥鰍湯等，哈。

運動也一樣，我只選擇我喜歡、適合我的。大家說有助於減輕體重的跳繩，我這輩子可能都無法跳超過 100 下，即使不跳繩，我也減肥成功了。我從事能讓我感到愉快的健走與騎腳踏車，在房間則進行簡單的肌力訓練。**比起因為別人說不錯、有效就盲目跟從，我寧可選擇喜歡且適合自己的運動。**

∵ 尾珍想對你說
選擇自己想要的，再黯淡的礦石也能變成閃耀寶石。

132

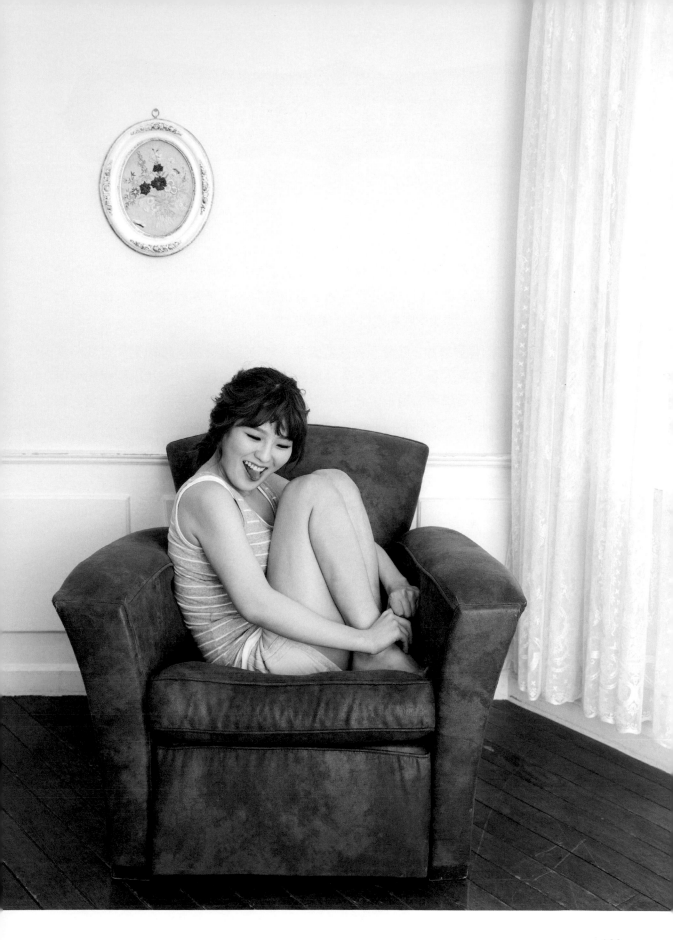

減肥，是我絕不分手的對象

　　要和一個人交往並不容易，要小心翼翼，再小心翼翼。這是一門深奧的學問。由於工作時間不固定，我難免會和對方有些小爭執。日積月累，小爭執就會變成大口角，因為不喜歡這種感覺，以至於我不輕易將自己的心交給任何人。

　　我和 L 男也因行程的緣故，改變了多次約定後，才決定在一起。那段期間，我一直說：「我不把年下男當男人看！」卻莫名其妙地被這個和弟弟同歲、比我小兩歲的他所吸引。他為人坦率、頭腦聰明、個子也高、形象也好、細心謹慎，甚至幽默感十足。和他交往時的我並不知道，其實他非常體貼我，也很喜歡我。

　　為了見我一面，他花費 40 分鐘車程前來；他知道我正在減肥，於是在吃飯時順著我。只要我問：「我吃生甜椒當點心喔！你要吃肉？還是香菇？」L 男會對我說：「我要吃香菇。」他吃東西不但為我而選，就連我說飯後喜歡健走，他也一起陪我走。

　　某天，我為了博取他的安慰而發牢騷，討厭 L 男為什麼這麼不明白我的心意，於是我隨口說了句「我們結束吧！分手吧！」的氣話（我並不想分手，連 0.0000001%的意思也沒有呀……），結果我們真的分手，結束了。

✿ 只要活著，我絕不會跟減肥分手

　　如果分手是場夢，那該有多好。因分手而感到心痛，我發誓，如果有下一段關係，無論我身在何處、處於哪種狀況，我都不會輕易說出「我們結束吧！」這句話。（不過，我可不是至今還對 L 男念念不忘的傻瓜喔～）

　　我活著時，絕不想分手的事情就是「減肥」。我要一輩子和你在一起。

　　「我們絕對不會結束的！！！」

∴尾珍想對你說
減肥，是一輩子都不能分手的對象。

134

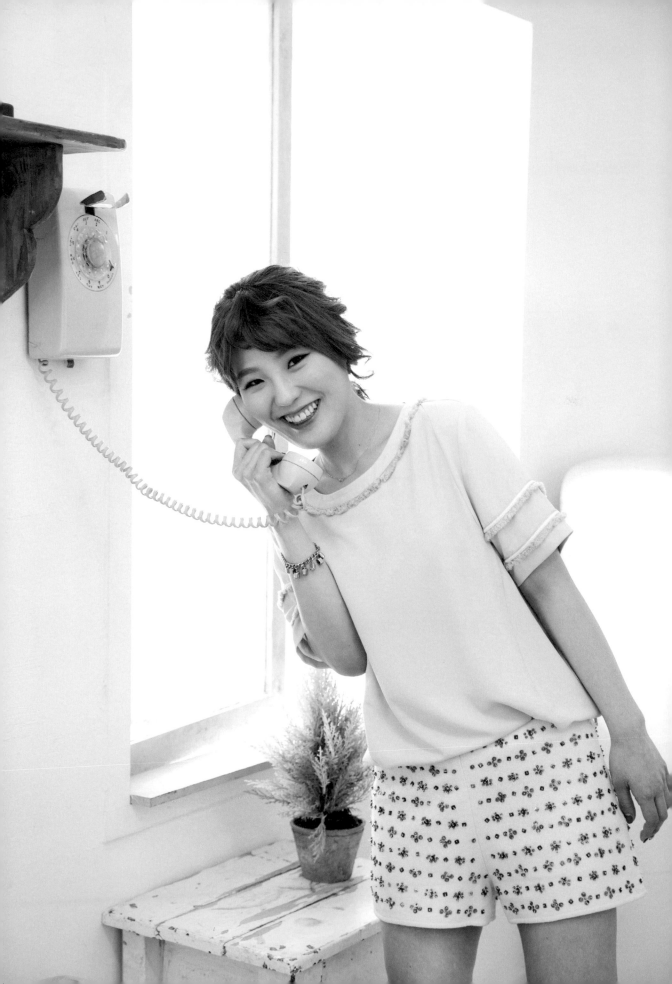

權式按摩法大公開！
有效美臂、平腹、瘦大腿

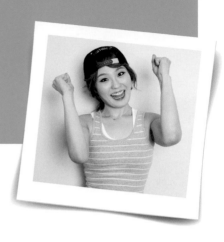

❀ 消除掰掰肉的**瘦臂按摩法**（重複5～10次）

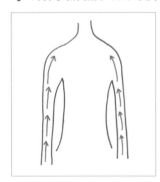 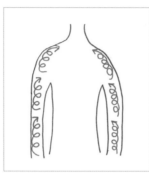 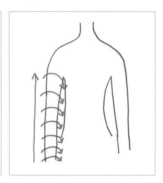

❶ 從手腕開始，由下往上按摩至肩膀。

❷ 接著，沿著手臂往上扭轉按摩。

❸ 最後再從手腕開始，從手臂外側往內側揉捏。

❀ 告別肥大腿的**美腿按摩法**（重複5～10次）

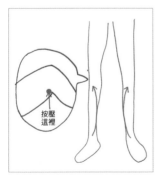 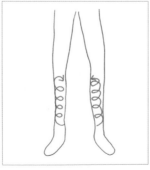 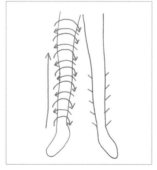

❶ 由於膝蓋後方有許多血液及淋巴腺聚集，只要輕輕按壓此處，並給予適當
　 刺激，便能有效消除浮腫，美化腿部線條。

❷ 雙手抓住小腿，從腳踝開始，按壓扭轉至大腿。左、右腿分別依序進行。

❸ 利用雙手的力量，從腳踝開始往上揉捏，按摩腿部。

✿ 消除凸小腹的**瘦腹按摩法**（重複5~10次）

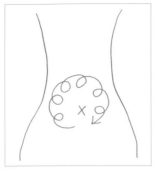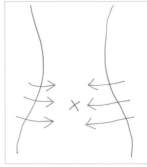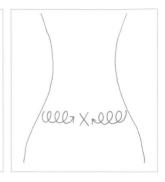

❶ 以肚臍為中心，依順時針方向畫圓，按摩腹部肌肉。

❷ 將腰間肉往肚臍中間集中，用手掌心輪流按摩左右腰間。

❸ 從腰間往肚臍方向畫圓按摩，雕塑腰部線條。

✿ 打造美麗臀線的**翹臀按摩法**（重複5~10次）

❶ 從臀部下方開始，畫圓按摩。

❷ 將整個臀部（圈起處）置於手上，手掌心出力，揉捏並按摩臀部。

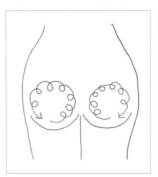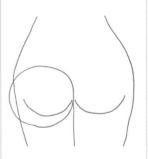

✿ 消除蘿蔔腿的**小腿肚按摩法**

＊建議穿襪子或鞋底柔軟的鞋子進行。

❶ 呈站姿，右腳膝蓋微彎，左腳膝蓋向前伸直，停留 30 秒再回到預備站姿。

❷ 保持右腳膝蓋微彎，換左腳往旁邊伸直，再回到預備站姿。

❸ 保持右腳膝蓋微彎，換左腳向後伸直同樣停留 30 秒，再回到預備站姿。

❹ 左腳完成後，換左腳彎曲，右腳伸直，以相同方式進行伸展。

❺ 請盡量延展並重複動作❶～❸，約5～10次。待動作熟悉後，可加快速度，效果更好。

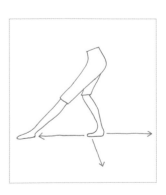

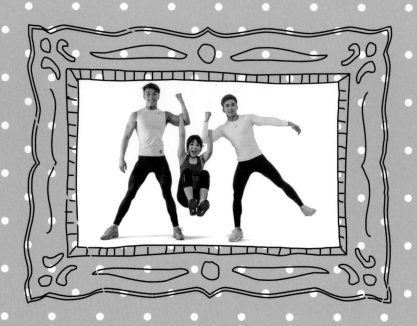

拼命運動卻沒瘦 → 不可能！沒有瘦不了這回事！

意志薄弱辦不到 → 勇敢點，意志力是靠磨的！

天生是易胖體質 → 別擔心，改變體質就行啦！

忍不住想吃東西 → 有誰叫你不要吃嗎？
　　　　　　　　　適量飲食＋運動就OK！

人生只有一次，不該好好享受嗎 →

哎呀～你真會說啊！享受與隨便只有一線之隔，難道
你不想在僅有一次的人生中，創造奇蹟嗎？

只要願意嘗試，人生就可能改變，甚至會超乎想像，
開始變漂亮、變健康，不斷瘦下來。
別忘了，「藉口」無法燃燒卡路里，
不如每天花10分鐘運動，熱情生活，
好好投資自己的未來吧～

chapter 3

打造韓星好身材！
22招快瘦操，
練出最想要的S曲線

找回魔鬼 S 曲線的塑身瑜伽操

　　做瑜伽並不會讓你馬上變瘦，不過，只要持之以恆，體態會慢慢改變。因為瑜伽的重點是「正確的姿勢」，因此有助矯正歪斜的體態，減少囤積於肌肉周圍的橘皮組織，達到「雕塑身材」的效果；此外，也能排出體內毒素，提升代謝力。不論聽音樂或看電視，甚至是聊天時，都可以做瑜伽。一旦變漂亮，身體與心靈也會充滿幸福的能量。

| 強化臀腿肌耐力 勇士肌力操 | 運動部位：腿部、臀部、肩膀

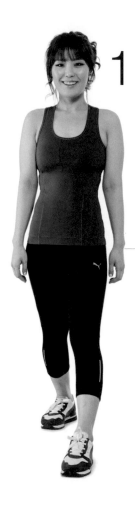

1

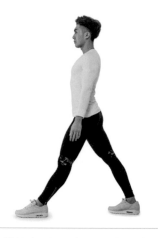

雙腳打開至與肩同寬，左腳向前踏出一步。

2

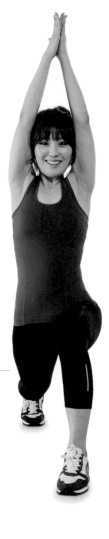

左腳膝蓋彎曲至 90 度，右腳向後伸直，盡量壓低身體；腰背挺直，吐氣，將雙手合掌向上伸展。

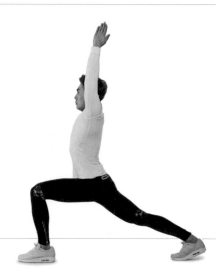

增加下半身柔軟度 三角美腰操　　運動部位：腰部、臀部、大腿內側

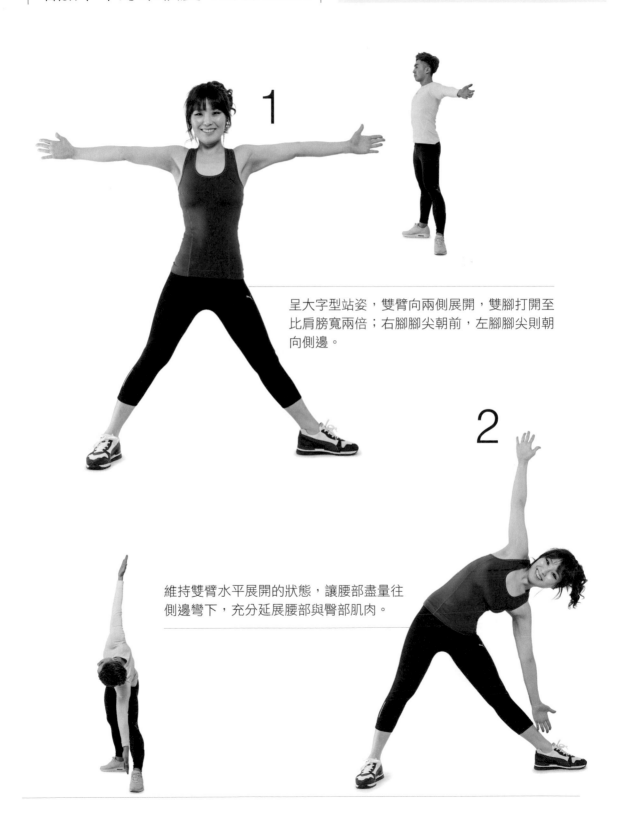

1

呈大字型站姿，雙臂向兩側展開，雙腳打開至比肩膀寬兩倍；右腳腳尖朝前，左腳腳尖則朝向側邊。

2

維持雙臂水平展開的狀態，讓腰部盡量往側邊彎下，充分延展腰部與臀部肌肉。

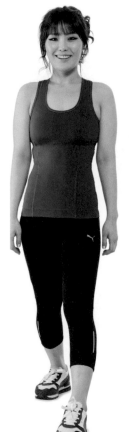

1

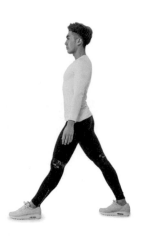

雙腳打開至與肩同寬，左腳
向前踏出一步。

2

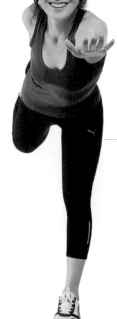

左手臂伸直，同時將上半身往前傾，
並用右手抓住向後抬起的右腳，盡可
能地向上抬高。

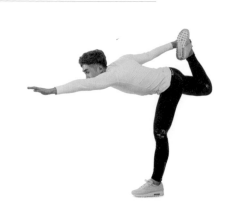

美化小腿曲線 下犬美腿操 | 運動部位：肩膀、大腿後側、小腿

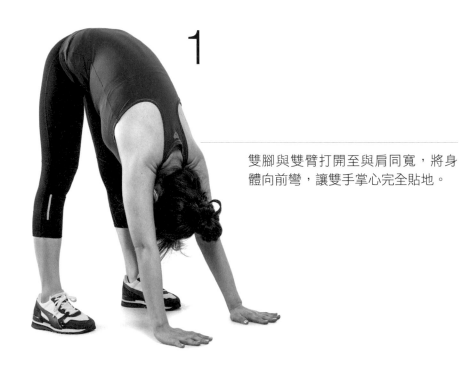

1

雙腳與雙臂打開至與肩同寬，將身體向前彎，讓雙手掌心完全貼地。

2

將雙臂稍微往前移動約 30 公分，充分伸展雙臂及雙腳。

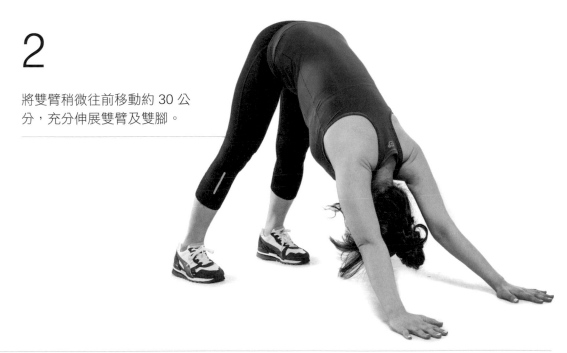

1

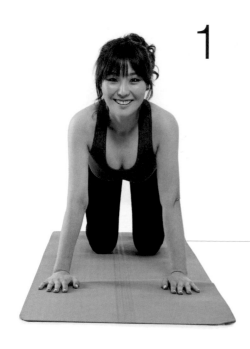

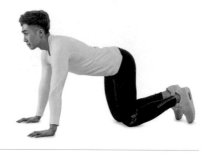

雙腳屈膝跪於墊上，雙手掌心緊貼地面；將雙手及膝蓋打開至與肩同寬，手指指尖朝向前方。

2

眼睛直視前方，將單腳向後抬起，腳掌朝上，盡可能向上抬高伸直。

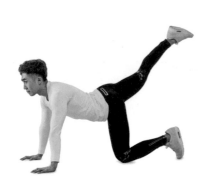

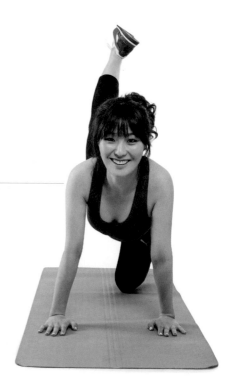

讓身材更結實性感的肌力訓練操

顧名思義就是「同時鍛鍊多處肌肉」的運動，且在相對較短的時間內，可消耗更多卡路里，增加基礎代謝率，是一套只要身體健康、體能適中，不論男女、胖瘦都能做的運動。請發揮義大利工匠一針一線縫製的精神，為自己的美貌努力，每天認真運動吧！如果家中沒有啞鈴，也可使用裝滿水的礦泉水瓶（500ml），或方便舉握且重量適中的物品代替。

緊實手臂與臀部 推舉深蹲操 ｜ 運動部位：肩膀、下半身

1

雙腳打開至與肩同寬，緊握啞鈴，將雙臂向上舉起。

2 維持雙臂彎曲，慢慢將身體向下蹲坐，膝蓋勿超過腳尖直到大腿與地面平行。

3

再慢慢站起，同時將雙臂向上伸直，高舉過頭。

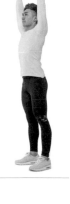

打擊下垂臀與掰掰肉 跪姿瘦臀操 　運動部位：手臂、腿部、臀部

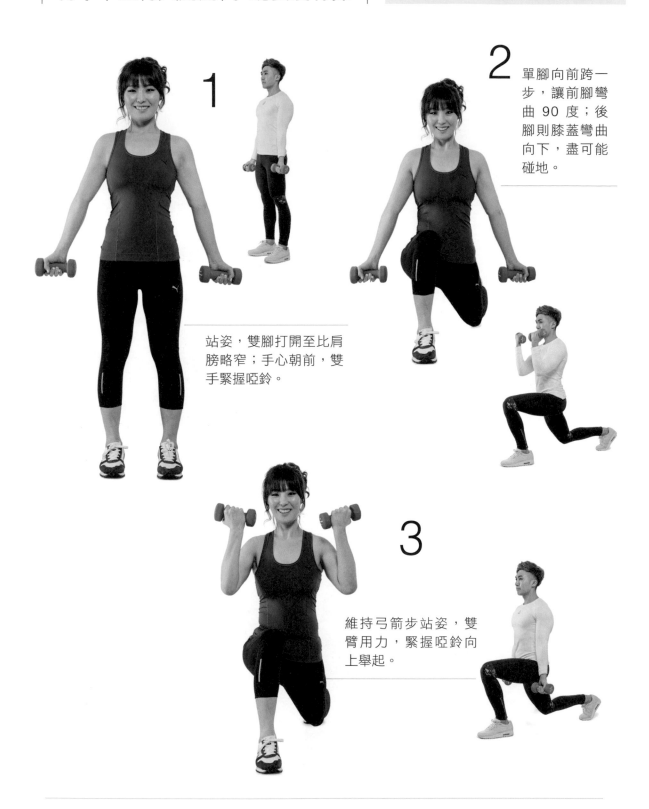

1

站姿，雙腳打開至比肩膀略窄；手心朝前，雙手緊握啞鈴。

2

單腳向前跨一步，讓前腳彎曲 90 度；後腳則膝蓋彎曲向下，盡可能碰地。

3

維持弓箭步站姿，雙臂用力，緊握啞鈴向上舉起。

強化下半身肌力 下半身激瘦操 ｜ 運動部位：臀腿內側、背部、肩膀

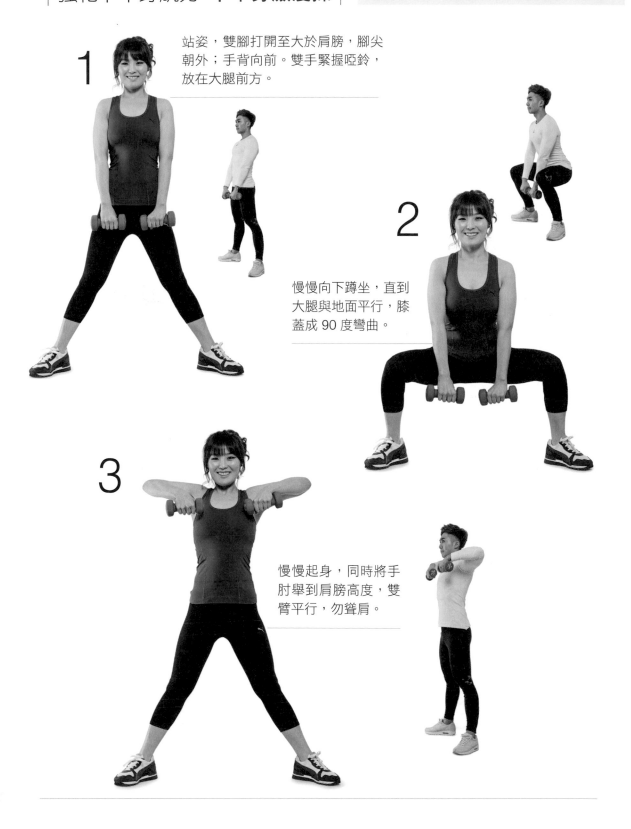

1 站姿，雙腳打開至大於肩膀，腳尖朝外；手背向前。雙手緊握啞鈴，放在大腿前方。

2 慢慢向下蹲坐，直到大腿與地面平行，膝蓋成 90 度彎曲。

3 慢慢起身，同時將手肘舉到肩膀高度，雙臂平行，勿聳肩。

美化胸型與背部曲線 伏地美胸操 運動部位：胸部、背部

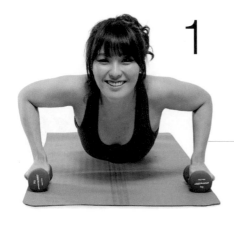

1

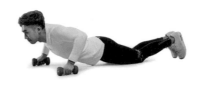

雙膝跪在瑜珈墊上，雙臂打開
呈 11 字形且寬於肩膀。雙臂彎
曲，將上半身向下壓。

2

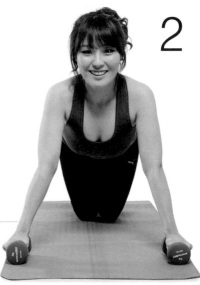

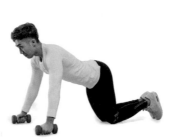

雙臂伸直，將上半身抬起。

3

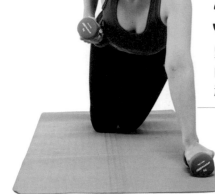

緊握啞鈴，將右手肘彎
曲，往肚臍的方向拉
起；左手臂持續貼地。

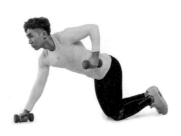

強化核心肌群 棒式伸展操　｜運動部位：腹部、腰部、腿部

1

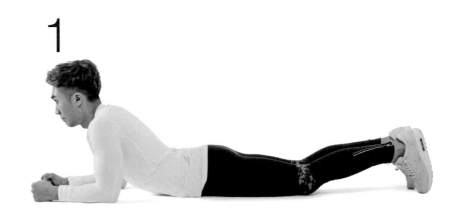

呈俯撐姿勢，雙臂打開至與肩同寬，
手肘彎曲 90 度；雙腳腳尖撐地。

2

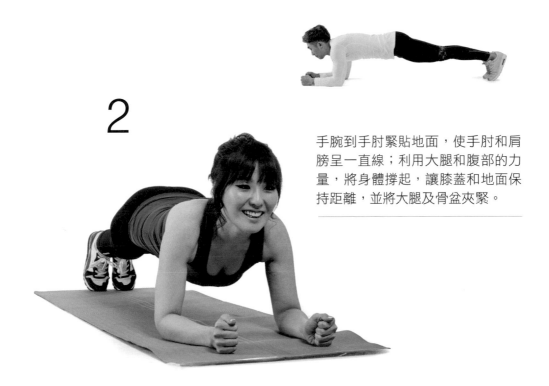

手腕到手肘緊貼地面，使手肘和肩
膀呈一直線；利用大腿和腹部的力
量，將身體撐起，讓膝蓋和地面保
持距離，並將大腿及骨盆夾緊。

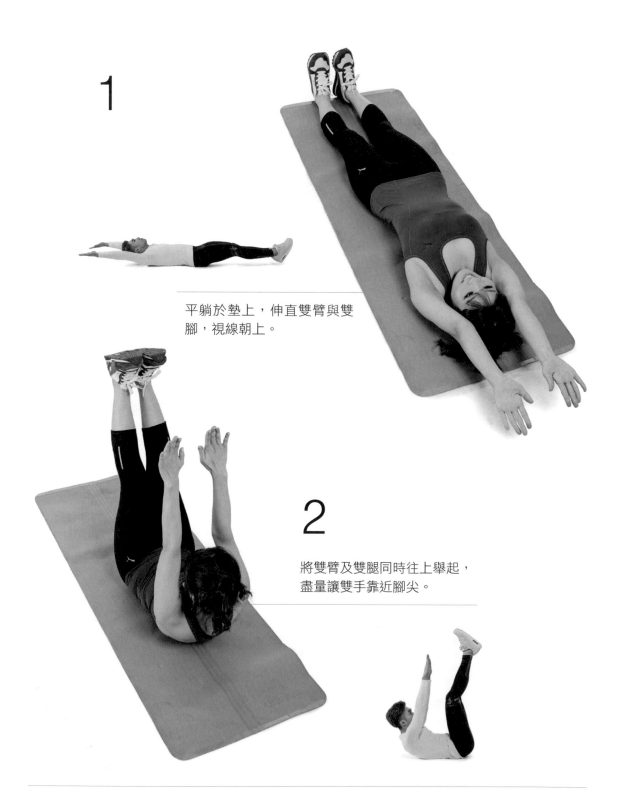

緊實腹部　抬腳美腹操　｜　運動部位：腹部

1

平躺於墊上，伸直雙臂與雙腳，視線朝上。

2

將雙臂及雙腿同時往上舉起，盡量讓雙手靠近腳尖。

打造 11 字腹肌 **屈膝瘦肚操** | 運動部位：腹部

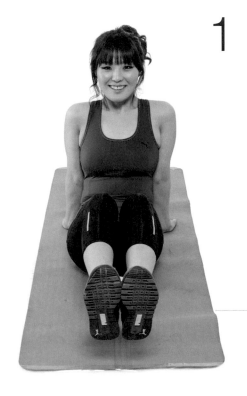

1

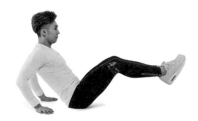

坐在瑜伽墊上，手臂彎曲向後撐地，將上半身略往後倒，再屈膝抬起雙腿。

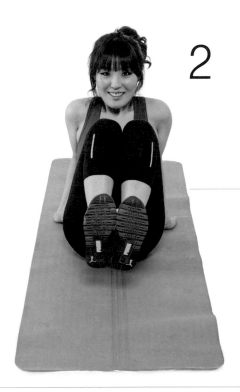

2

雙手貼地，將膝蓋往身體方向拉近，盡量讓大腿與地面呈 90 度直角。

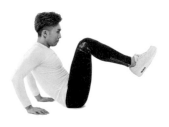

修飾肩膀曲線 平舉美肩操 | 運動部位：肩膀側面、腿部、臀部

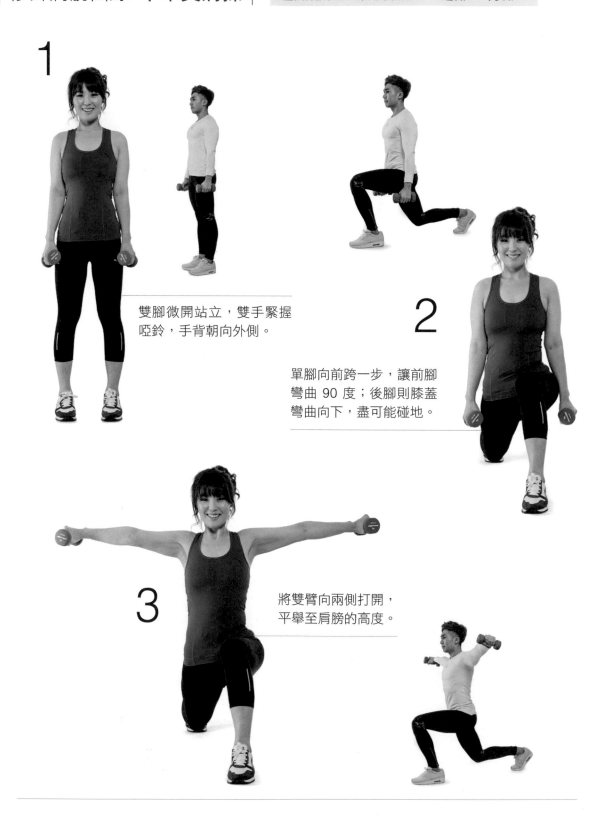

1

雙腳微開站立，雙手緊握
啞鈴，手背朝向外側。

2

單腳向前跨一步，讓前腳
彎曲 90 度；後腳則膝蓋
彎曲向下，盡可能碰地。

3

將雙臂向兩側打開，
平舉至肩膀的高度。

　　獨自運動時，就算只有一點點累，也很容易說出「這樣就夠了」而放棄妥協。可是，進行雙人運動時，因為彼此會督促、鼓勵，進而降低運動的疲勞感；此外，因需配合彼此的速度和協調性，可刺激難以運動到的部位，提升效果。更重要的是，雙人瘦身操不僅能增加身體的肌肉量，也能一併增長心靈能量，加溫彼此的友誼或愛情哦～

強化臀部肌群 雙人靠背深蹲

運動部位：腿部、腰部

1

兩人的上背靠在一起，各自雙臂重疊、置於胸前，再各往前踏出一步，使背部呈一個正三角形。

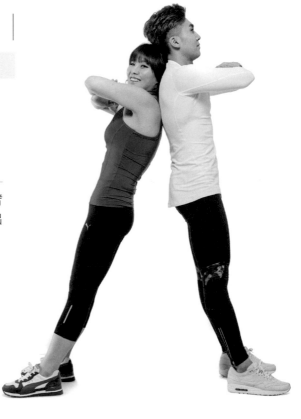

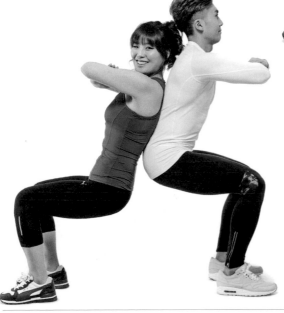

2

兩人同時將背部往後推，再慢慢蹲坐下，直到大腿與地面相互平行。

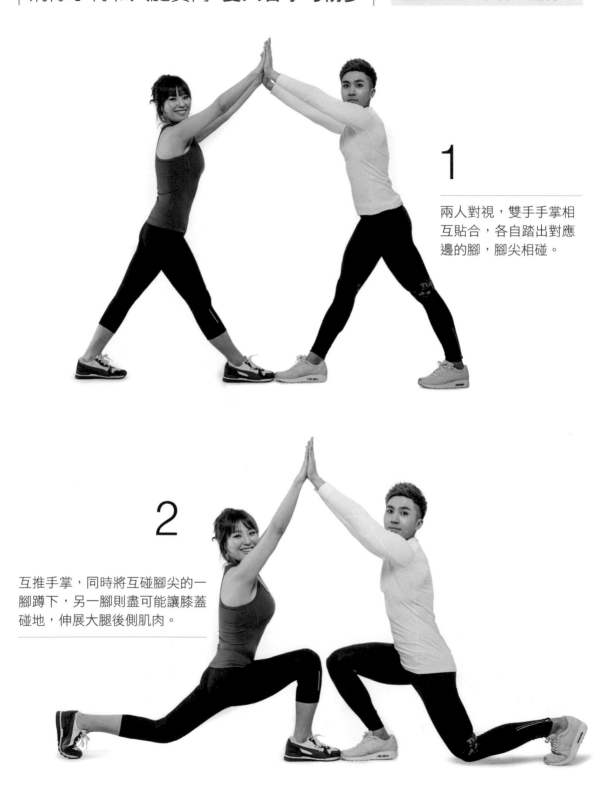

1

兩人對視，雙手手掌相
互貼合，各自踏出對應
邊的腳，腳尖相碰。

2

互推手掌，同時將互碰腳尖的一
腳蹲下，另一腳則盡可能讓膝蓋
碰地，伸展大腿後側肌肉。

1

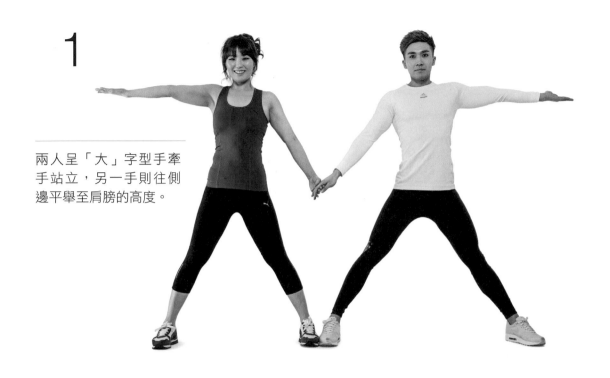

兩人呈「大」字型手牽手站立，另一手則往側邊平舉至肩膀的高度。

2

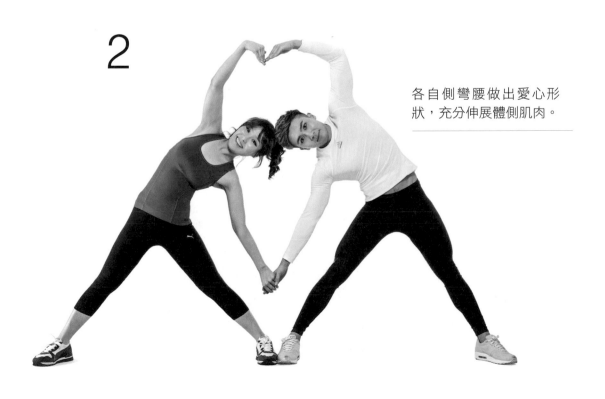

各自側彎腰做出愛心形狀，充分伸展體側肌肉。

激瘦腹部及大腿 雙人捲腹深蹲 | 運動部位：腹部、腿部

1

雙人一躺一站，站立者雙臂向前舉起；躺下者雙臂向上伸直，膝蓋彎曲，雙腳打開並放在站立者的雙腳外側。

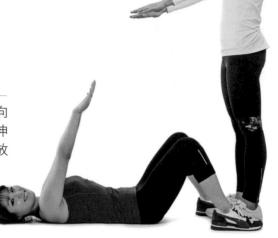

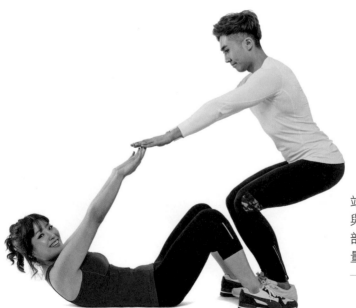

2

站立者向下蹲坐，直到大腿與地面平行為止；躺下者腹部用力，僅抬起上半身，盡量讓雙方指尖互碰。

鍛鍊胸線與翹臀 **雙人趴姿抬腳** | 運動部位：胸部、腿部

1

一人呈俯撐姿勢抓住長椅的邊緣；
另一人則將對方的腿放在肩膀上，
再蹲坐。

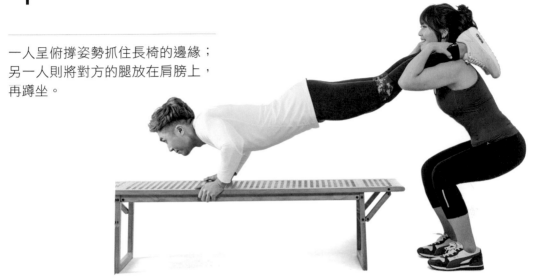

俯撐者雙手抓住椅子，將手臂伸直；站立者
則雙腿伸直站起，抬高俯撐者的身體。

2

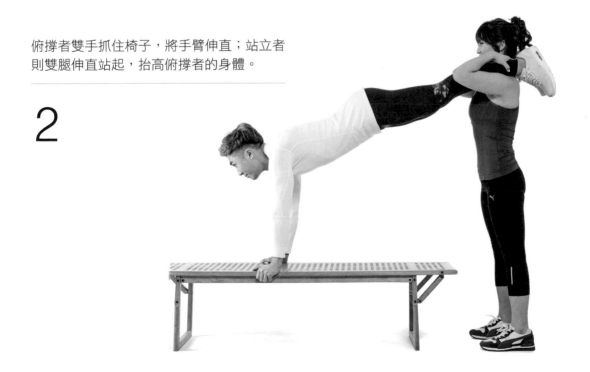

加強腰臀柔軟度 **雙人鯨魚式** | 運動部位：腰部、肩膀、腹部

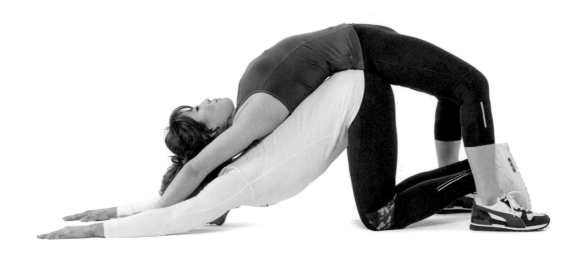

1 一人雙膝跪地、上半身俯趴，將臀部抬起；另一人
躺在俯趴者的背上，撐起胸部，往後下腰伸展。

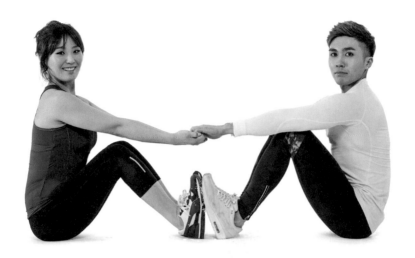

1

面對面坐著，雙手牽起，腳掌相碰。

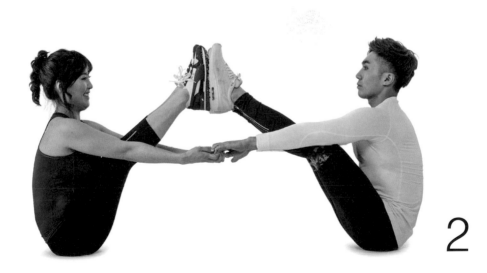

2

兩人同時互拉雙手，並將雙腿向上抬起伸直，呈「W」字型。

緊實下半身曲線 雙人深蹲蹬腿 | 運動部位：下半身

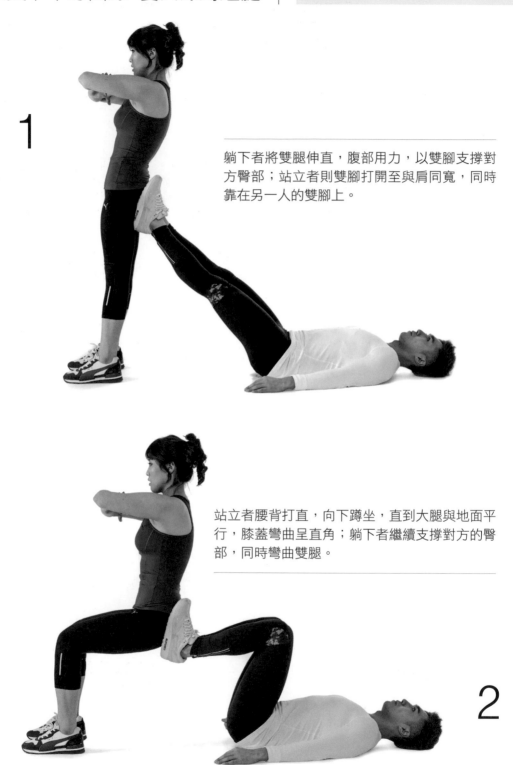

躺下者將雙腿伸直，腹部用力，以雙腳支撐對方臀部；站立者則雙腳打開至與肩同寬，同時靠在另一人的雙腳上。

站立者腰背打直，向下蹲坐，直到大腿與地面平行，膝蓋彎曲呈直角；躺下者繼續支撐對方的臀部，同時彎曲雙腿。

幫助燃脂&感情加溫 **雙人伏地挺身** | 運動部位：胸部、肩膀

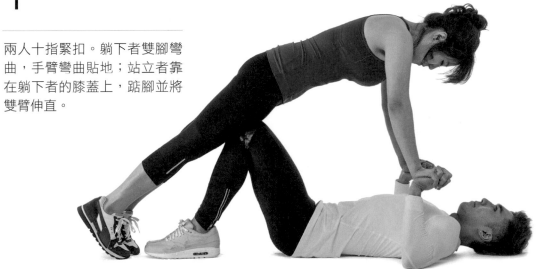

1

兩人十指緊扣。躺下者雙腳彎曲，手臂彎曲貼地；站立者靠在躺下者的膝蓋上，踮腳並將雙臂伸直。

2

躺下者雙手往上推舉，將雙臂略抬高；站立者則彎曲雙臂，撐住上半身。

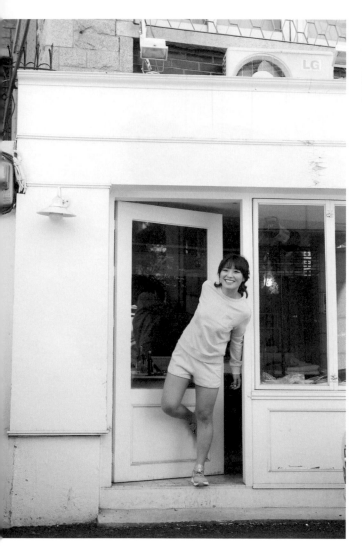
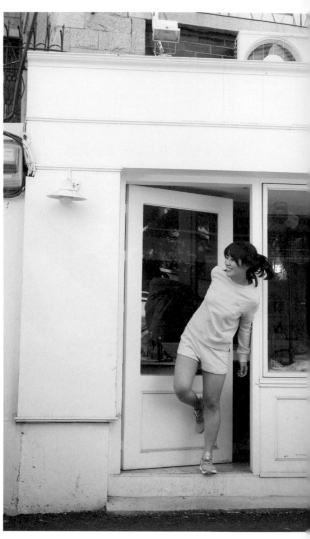

你說你沒時間運動？懶得走去附近的操場？

拚命減肥卻無法維持，覺得運動根本沒用？

我可無法接受這種藉口，怎會沒時間呢？

運動怎麼會沒用？只是你懶惰罷了！（指）

誰說運動非得上健身房，公園、操場等，就是最棒的場地。

一邊哼著歌，或一邊和朋友聊天，

然後沿著道路慢跑；也可靠著沿路的圍牆做伸展操。

而我們，只需穿著輕便衣物和運動鞋，帶著一顆想運動的心就好！

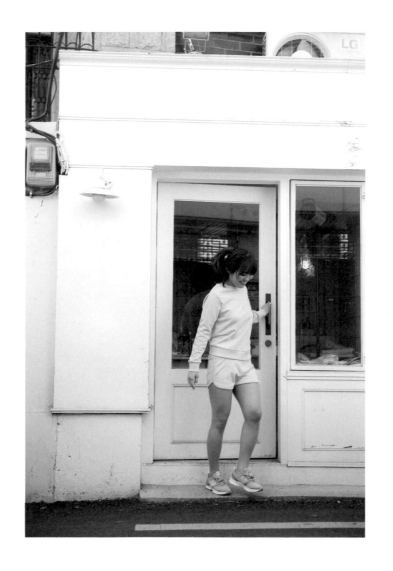

踏出家門

走出家門，其實是運動中最困難的一步，
辛苦了一週，一到週末便和家中地板融為一體的各位，
現在請和它斷絕關係，大聲說再見！
既然下定決心要減肥，就勇敢的踏出家門吧！
走！出門去運動！

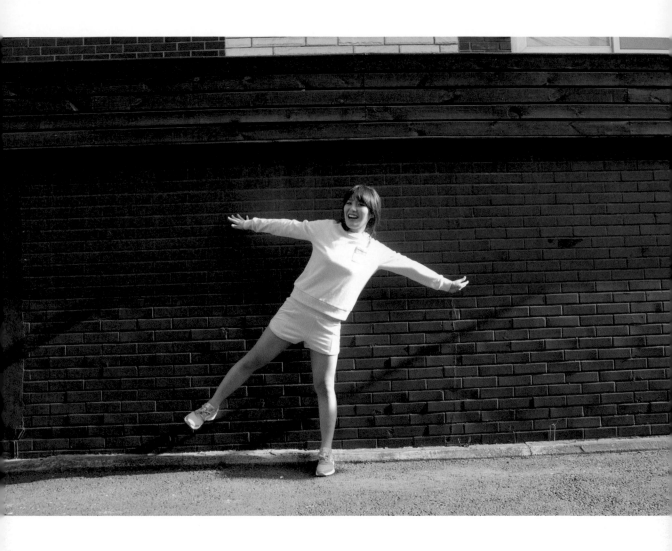

多曬陽光，有助燃脂

我曾經看過一則報導，是美國西北大學的研究結果，

內容是「每天曬半小時的陽光，不僅令人心曠神怡，也有助於減重」。

於是，我因此變成早鳥人，也變得更苗條。

雖然，我一直都是早起的鳥兒，可是知道這個好處後，我起得更早了～～

如果各位試過卻不如預期，可別找我算帳啊！

而是要去找發表這篇研究報告的團隊哦！

高舉雙手，打造 S 曲線

有空時，建議常將雙臂高舉過頭，
只要將身體拉長延展，便能美化體側與腰線，
盡情伸懶腰也是不錯的塑身法！
高舉雙手萬歲的感覺，你懂的～
Put your hands up 的感覺，你懂的～
掰掰肉就此消失的感覺，你懂的～
對了，雙手握住毛巾進行，效果加倍喔！

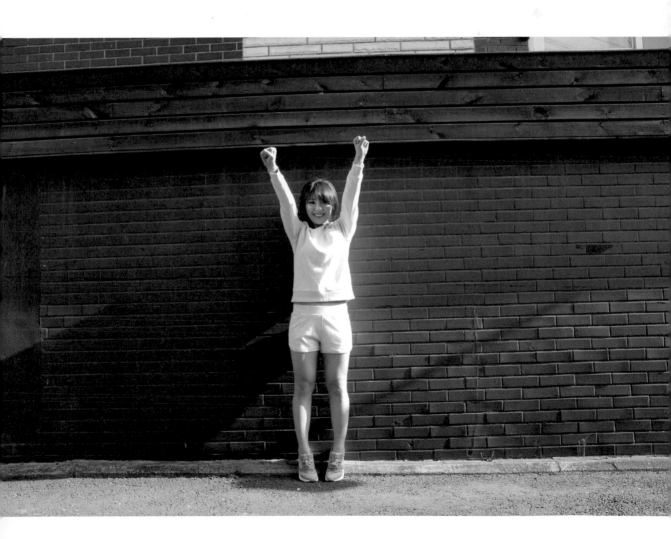

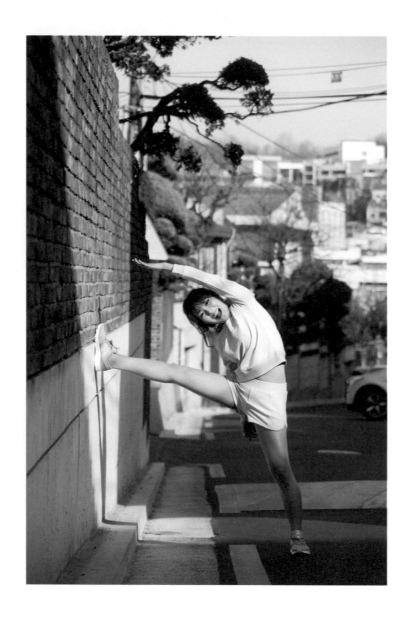

舉手抬腿，消除掰掰肉

大家平常走路時，會擺動手臂吧！

請盡可能大幅度～大幅度擺動，

一定要有活力，不要怕被路人看！

同時，狠狠地掐住自己的手臂，便能消除堆積在手臂上的贅肉，

並意識到自己尚未革命成功，可怕又可惡的掰掰肉還在！

每天來個誇張的狂捏手臂操，

穿上短袖及短裙的日子也就不遠了。

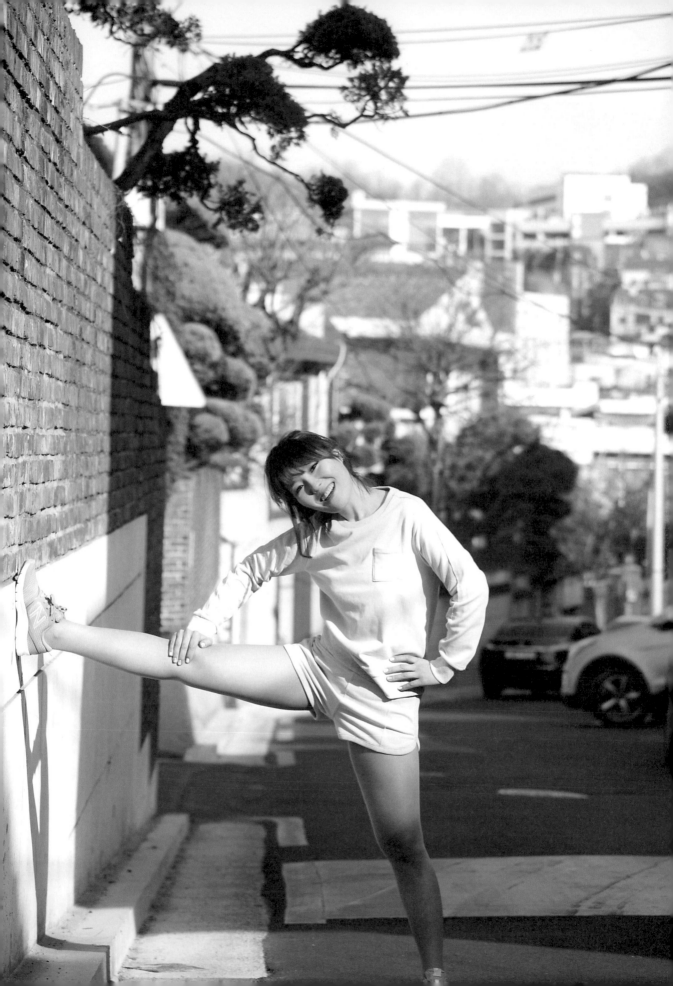

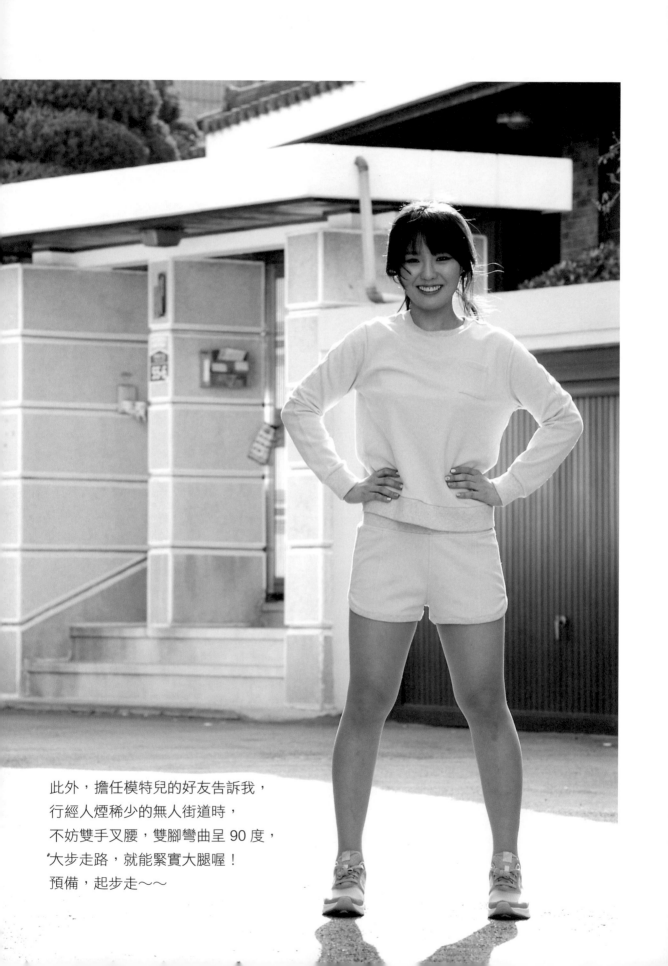

此外，擔任模特兒的好友告訴我，
行經人煙稀少的無人街道時，
不妨雙手叉腰，雙腳彎曲呈 90 度，
大步走路，就能緊實大腿喔！
預備，起步走～～

這樣健走和慢跑，超有效！

這是沒有任何限制的運動，只要注意一些小地方，效果瞬間加倍，包括：

❶ 上半身挺直，眼睛直視前方約 15～20 公分處。

❷ 身體稍微往前傾，用前腳掌支撐身體的重量。

❸ 踏地時，請先用後腳跟著地。

❹ 下巴內縮，不要仰頭。

❺ 確認鞋底著地的樣子，再檢查自己的步伐是否正確。如果有均勻踏到鞋子的後方外側與前方內側，代表走路姿勢正確。

❻ 比起慢走，「競走」的運動效果更好。走路時過於從容不迫，運動效果會大打折扣。試試「急速競走」，可消除更多贅肉。

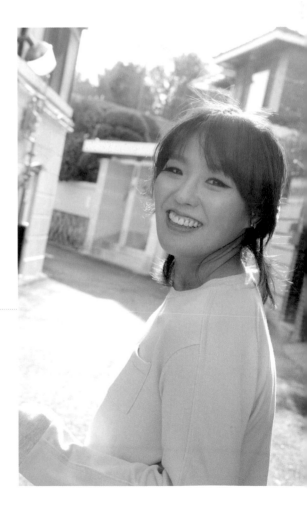

每天散步，紓壓又排毒

除了能轉換心情，
亦能排出體內的老廢物質；
當你氣色不佳時，可改善氣色；
當你狀態良好時，可讓容貌更出色，
此外，還能趕走討人厭的壓力！

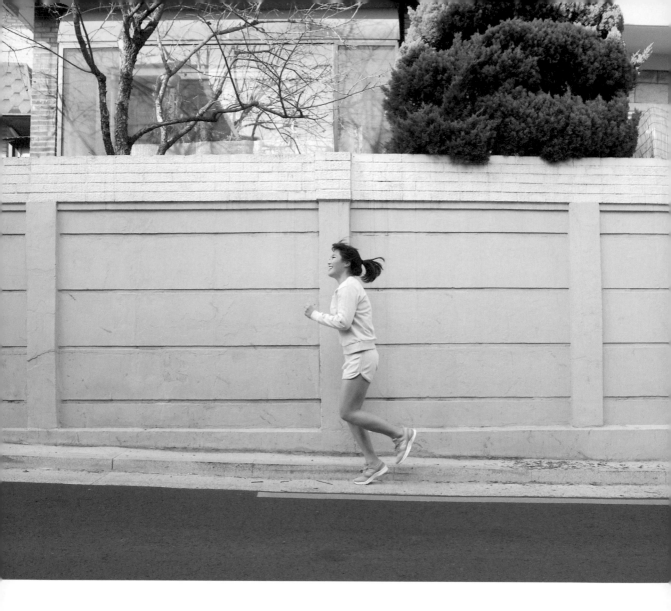

美腿來自「倒退跑」

跑膩了嗎？要不要試試看倒退跑呢？不要以為我在說笑，
倒退跑可以鍛鍊反向肌群，使腿部肌肉均衡發展。
儘管起初會有些不平衡，只要多練習，就能培養平衡感，
持之以恆，就能擁有一雙纖細筆直的黃金美腿哦！
不過，若你經常倒退跑，可能會被路人舉報，
吸引〈超級達人秀〉等綜藝節目來拍攝，
所以，如果你想紅，就每天倒退跑吧～～哈哈

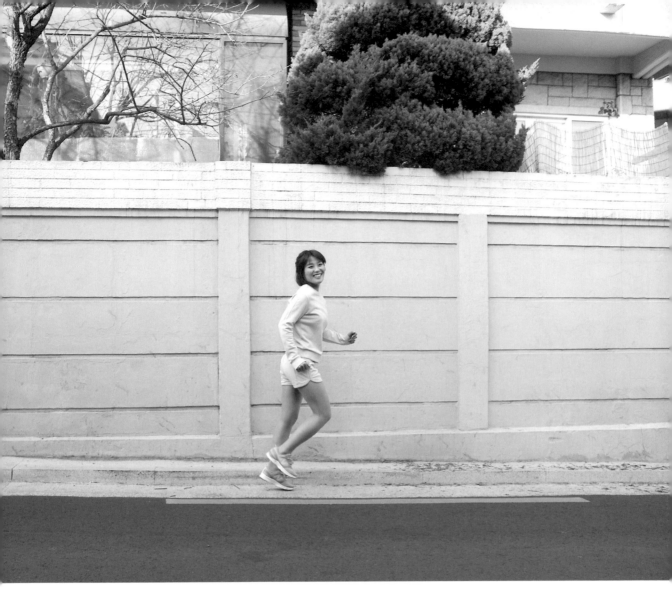

隨時不忘「吸氣、夾臀、縮小腹」

如果平常走路習慣吸氣、夾臀、縮小腹，
便可在日常生活中，不知不覺的，
達到緊實腹肌與提臀的作用。
另外，亦可試著將硬幣夾在肚臍上，
這樣一來，走路時會因為擔心硬幣掉落，
而不得不使盡全力縮肚子！哈哈哈～～

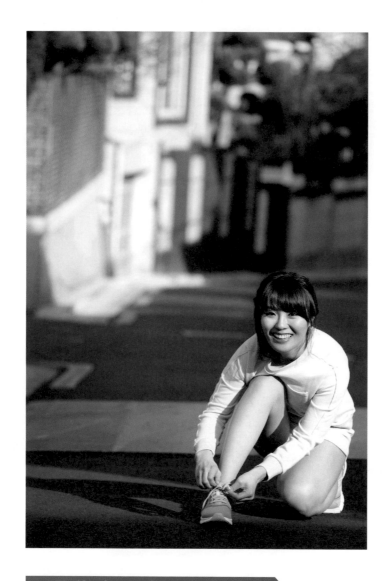

運動時，請穿上運動鞋

根據鞋跟的高低不同，小腿後側肌肉的發展也會不一樣。

只穿平底鞋走路的你，可換穿高跟鞋；

只穿高跟鞋走路的你，可換穿平底鞋。

只要輪流穿上各種高度的鞋子，小腿肚就會均衡發展，

進而塑造出筆直漂亮的小腿線條。

另外，穿運動鞋走 25 步，具有穿皮鞋走 10 步的效果，

所以，運動時，請認真換上運動鞋吧！

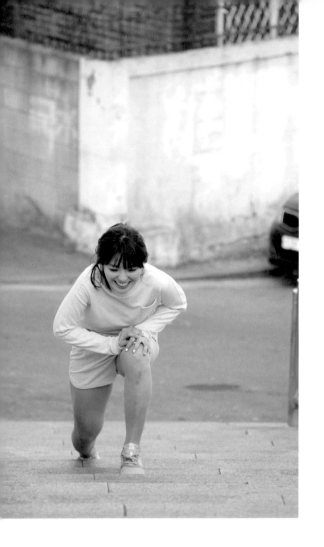

消失吧！大腿贅肉們

這是快速消除「大腿贅肉」的好方法之一！
一階一階慢慢往上爬，逐漸適應後，
再開始加強，變成一次爬兩階、三階。
由於大腿內側的贅肉非常頑固，不易消除，
因此用腿部內側去承載身體重量，
並用腳尖爬樓梯，可有效消除多餘贅肉。
發揮爆發力，讓贅肉閃開，滾一邊去吧！

誰說樓梯只能往上爬？
也可將樓梯當作支架，
進行伏地挺身、弓箭步、
上下踏步等伸展！

想要美腿，就爬樓梯吧！

勾起前腳跟，後腳跟著地，
一邊拉小腿肚，一邊爬樓梯。
可充分刺激小腿肚，雕塑小腿後側肌肉。
我稱它為「打造美腿的天國階梯」。

由於下樓梯時，
膝蓋必須承載比自己體重還重的重量，
會對膝蓋造成不少傷害，因此我建議，
體重過重、腳踝或膝蓋較脆弱的人，
只要常爬上樓梯就好，
盡量避免大量下樓梯的動作。

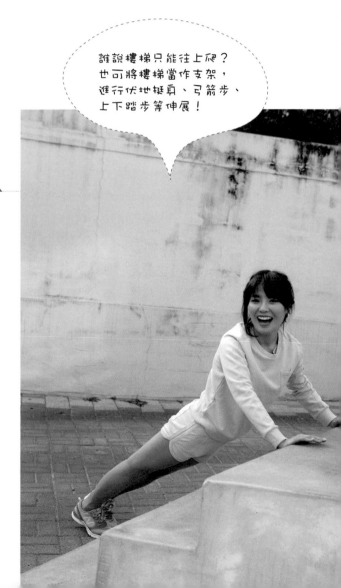

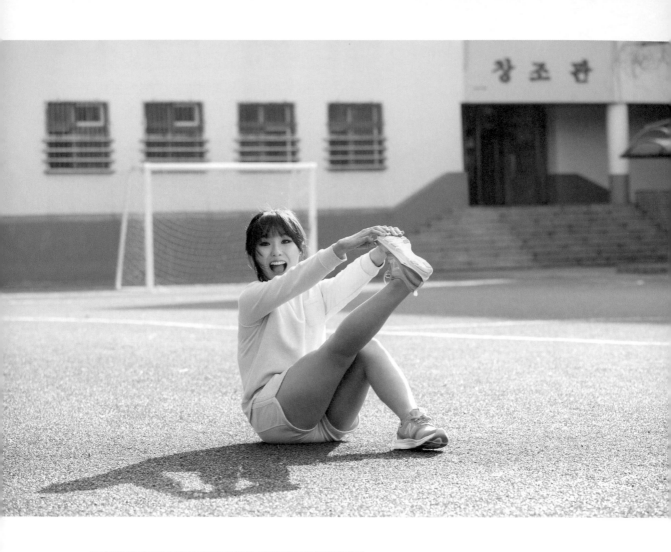

每天抬腿，消除浮腫吧！

想要變美，「腿部曲線」是一決勝負的關鍵！
女孩們容易下肢水腫，今天的浮腫如果沒有馬上消除，
浮腫的部位會原封不動地變成肥肉或肌肉，讓小腿變粗壯。
所以我強烈建議，「今天的浮腫，今天就消除」。

方法很簡單，坐在地上，將雙腿伸直，
左右腳踝各扭轉 5 次後，再用手揉捏小腿肚，
接著將雙腿朝向天空伸直，提起臀部並維持 1 分鐘。
太累或嫌麻煩時，也可直接將雙腿靠牆，輕鬆抬腿即可。

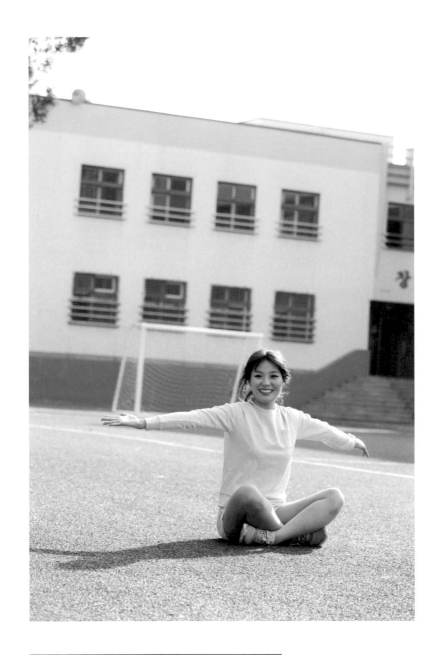

姿勢正確，自然就能瘦

不良的姿勢會阻礙新陳代謝，使體態歪斜，囤積脂肪。

一旦水腫，即使付出相同努力，也無法成為易瘦體質。

雖然駝背或輕鬆平躺，會讓你感到舒適，卻也會毀掉你的身體！

為了真正瘦下來，得到減重成功的快樂與喜悅，

請一定要擺脫這讓人短暫放鬆的迷藥，迎向身體真正的自由！

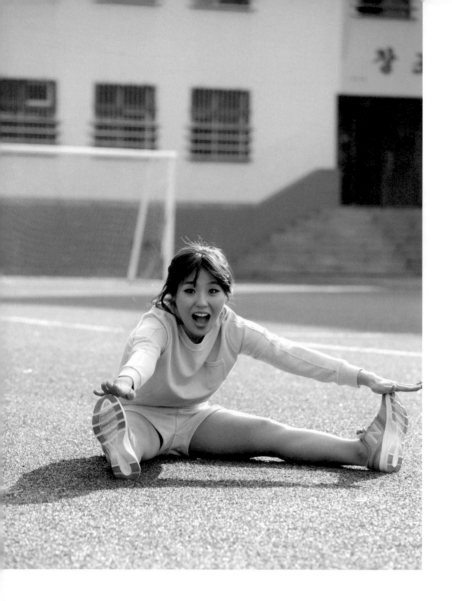

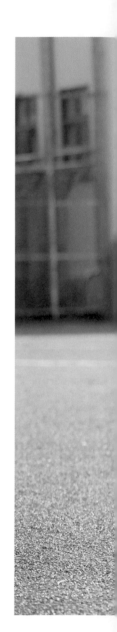

每天「伸展」，專攻難瘦部位

「伸展運動」要經常做、想到就做、不厭其煩地做，
最好養成「每天伸展」的好習慣。
伸展時，由於會使用體內小巧且精細的肌肉，
有助於維持緊實曼妙的曲線。
沒有人規定該怎樣做才是最好的伸展運動，
因此，別拘泥於形式，順著自己的心，
找出專屬的伸展運動，盡情運動吧！

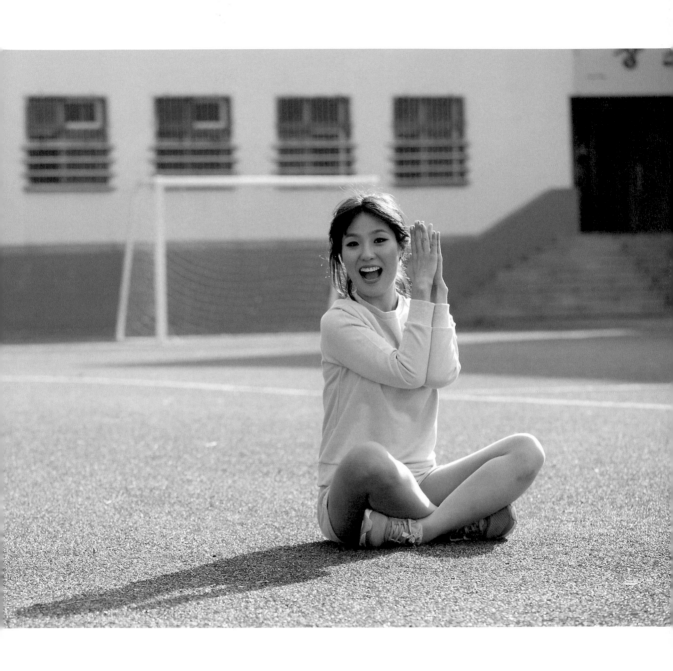

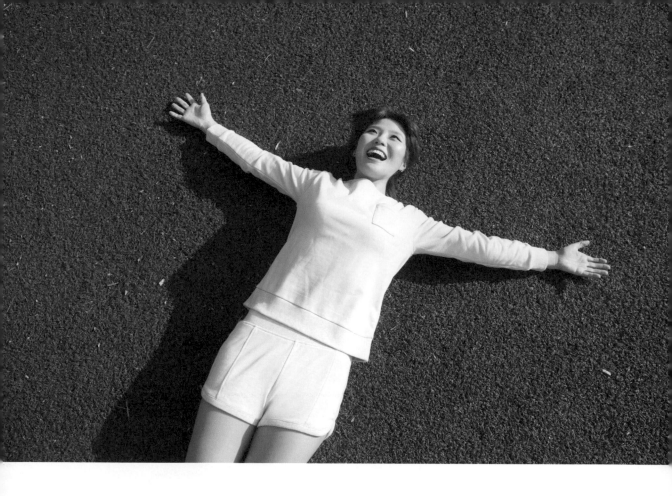

我的身體裡，住著一隻大食怪！

由於把「明天再開始減肥吧！」掛在嘴邊，
導致每天的晚餐都是「最後一餐」；
因為減肥，所以早餐吃得超級營養，像個國王；
午餐就以工作太累為由，吃更多來犒賞自己；
晚餐終於忍住不吃了，半夜卻被餓醒……，
只好告訴自己「還是吃吧！」於是又吃了。

就這樣，開心時吃、不開心時也吃，
賭氣說「會瘦就會瘦」而吃；變胖時，沮喪地說「不管了啦」而吃；
覺得「剩飯好可惜，會遭天譴」而吃……，
為了吃而捏造的藉口，說也說不完。
哇哈哈哈！

想吃的時候，就看著晴朗天空，大口吃盡美好風景吧！

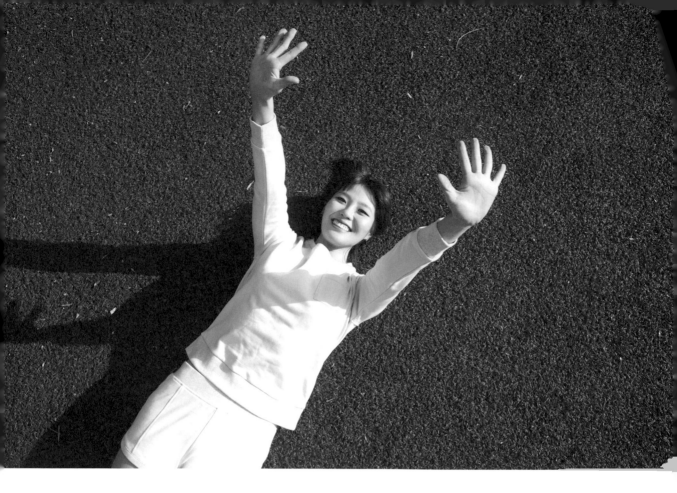

躺著就能做的腹式呼吸法

躺在草地上休息時，也能變瘦！
（在床上做也可以喔！）
利用腹式呼吸法，可快速甩掉腹部贅肉。

雙腳屈膝，背部完全平躺於地面，
用鼻子慢慢吸氣 10 秒；
接著閉氣 2 秒，再緩慢吐氣，
可邊用手按壓肚子，邊吐氣，效果更好。

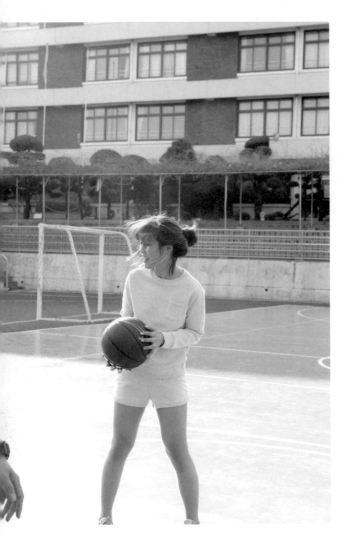

嘗試不同的運動

厭倦鍛鍊肌力、訓練心肺耐力嗎？
這時候的你，千萬不要放棄「運動」，
不妨改為登山、游泳、彼拉提斯、
跳舞、拳擊等其他運動吧！
透過這些運動，同樣能瘦身，
甚至更能打造勻稱體態。
此外，也能幫助消除煩惱、放鬆心情，
再次注入滿滿的熱情於生活中，
讓你更有信心。

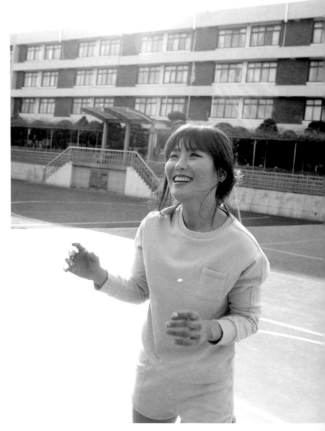

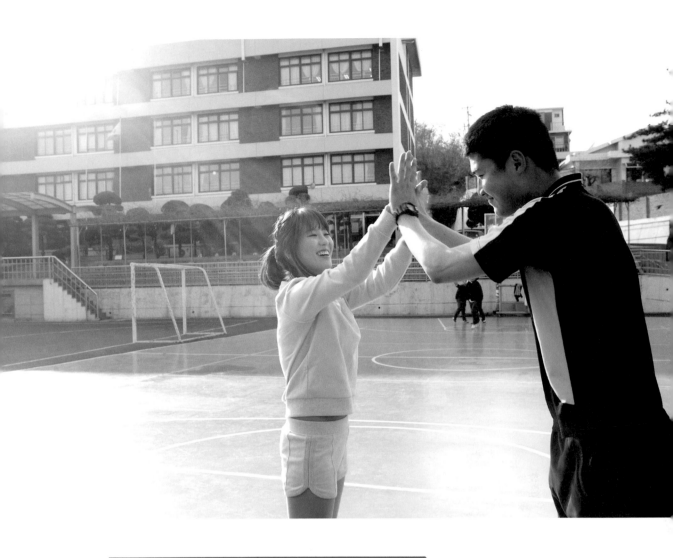

呼朋引伴，盡情享受運動吧！

在住家附近的運動場中，有人在踢足球、有人在打籃球。
反正大家都是鄰居，就當他們是你的朋友或家人，一起運動吧！
因為人數多，有時認真、有時嬉鬧，時間不知不覺便流逝了～

比起獨自運動，果然還是呼朋引伴才不無聊啊！
對了，在網路上召集減肥夥伴或交流心得，也是不錯的辦法。
不但可彼此激勵，亦能互相加油，瘦身效果超棒！

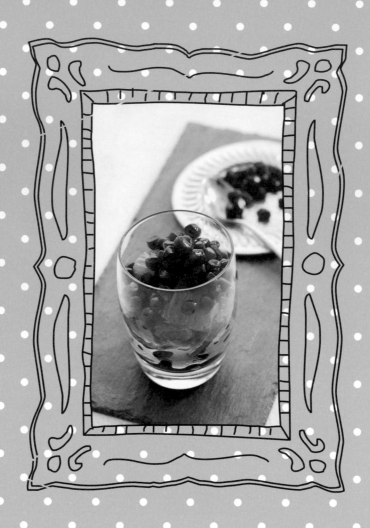

再也不用算克數！
用「手掌」計算食物分量的方法

碳水化合物 → 手比出字母C的形狀時，就是飯的分量。
蛋白質 → 除了手指以外，掌心的厚度及大小就是分量。
蔬菜 → 手指微彎並縮起成碗狀，裝滿整隻手即可。
水果 → 分量是一個握緊的拳頭大小。

chapter 4
飽足感UP！越吃越瘦的
50道超燃脂料理

減肥絕不能痛苦，
偶爾大吃是一種獎勵

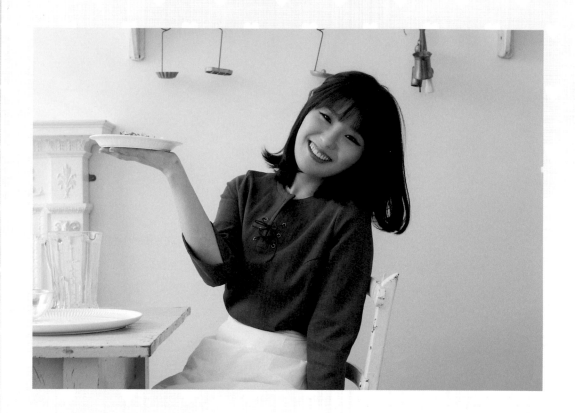

因為「飯後吃藥」的關係，我特別喜歡吃藥。我也喜歡吃烤肉，但當肉快被烤完時，我就會感到很不安，會立刻對著服務阿姨喊「阿姨～請再給我三人份的肉」；在餐廳裡，我絕不會只點一道菜，我最少會點兩道。

想不起來是何時，我明明要寫的是「好像沒有了」，卻不由自主地寫成「好像吃了」；明明在入口網站搜尋「荷蘭時間」，卻莫名其妙搜尋不到，當我發怒的說：「啊，時間為什麼查不到，氣死我了！」這才發現，我搜尋的竟是「荷蘭餐廳」。

我對「吃」如此關心；我沒有小鳥胃，只有大食胃，說不定參加大胃王比賽，我會得冠軍喔！

✳ 每週訂一天享瘦日，
放鬆吃美食

我現在依然為了「吃」而運動。或是說，因為「吃」，我愛上了運動。即使變瘦，也無法立即改變我的飲食習慣。雖然我盡可能調整飲食習慣，偶爾也會有「失控」的時候，為

了不讓失控變成一發不可收拾的慘況，我自訂一週一次的「享瘦日」，可讓自己放鬆用餐一次。

放鬆用餐並不代表「暴飲暴食」，只是放自己一天假，吃想吃的食物，不考慮熱量。剛開始我實施此計畫時，這天根本就是我的「大吃日」，常會發了瘋似地狂吃，宛如今天是我的最後一餐；但大吃過後，我覺得有罪惡感，隔天又開始絕食，讓自己空腹，並下定決心不再這麼做，可是沒幾天卻又再度狂吃、絕食，陷入無止盡的循環中。

人就如同彈簧一樣，如果沒有適時放鬆，總有一天會斷裂。我絕不會跟減肥的人說：「一定要忍住！不可以吃！」或許有人辦得到，但我肯定會忍到一半就「砰」地大爆炸。所謂熟能生巧，飲食習慣也是一樣，想讓自己的胃突然改變長久以來的習慣，是不可能的，因此，不妨用「享瘦日」當作調整飲食型態的過渡期吧！只要注意用量，不失控即可。

如果能自己動手做料理，便可大幅提升減肥成功的機會。我剛開始做菜時，也面臨過許多困難，包括差點鬧失火、料理步驟太麻煩、食材太貴等。經過我這段說長不長，說短不短的減肥期間，我想與大家分享製作瘦身料理的祕訣，包括：

❶ 善用隨手可得的便宜食材
❷ 料理時間不宜太長
❸ 烹調方式要簡單、好上手
❹ 使用可重複搭配的食材
❺ 料理時，不需使用特殊工具

有人認為自己太忙，根本沒時間下廚，難道，我就是閒閒沒事的人嗎？我也是一忙起來，就閒不下來的人。每個人一天只有 24 小時，只要謹慎分配時間，就可以兼顧忙碌的生活與料理時間。

如果只有我知道這些美味的瘦身料理，實在太可惜了，因此，本章我要介紹權式獨門瘦身料理。這些料理，除了幫助體重減輕，也能讓大腦、腸胃、腎臟等器官更健康，皮膚變得乾淨透亮。只要持之以恆，不只變苗條，連人生都會改變。

讓我們盡情享用這些美味、無負擔，又可以吃飽飽的超燃脂料理吧！

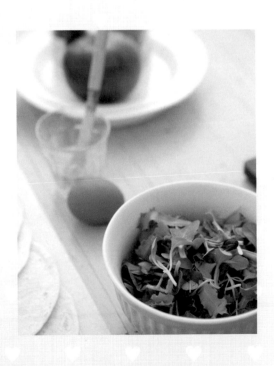

補血海帶粥

　　我的朋友們都很喜歡來我家作客，除了我做的料理好吃外（沒有誇張～），他們在我家也能睡得特別香甜。每當有朋友生日時，我都會煮一碗熱騰騰的海帶粥慶祝。或許就是因為海帶粥，讓我們的友情變得比大海還深厚。

材料　海帶 20 公克、韓式味噌醬 2 大匙、糙米飯 1／2 碗、小魚乾＆蔥＆金針菇皆少許

作法　❶ 將小魚乾和海帶放入水中浸泡，泡軟後取出，水留著備用。
　　　　❷ 將海帶切成方便入口的大小；蔥和金針菇剁碎備用。
　　　　❸ 將韓式味噌醬放入❶的水中熬煮。
　　　　❹ 將事先煮熟的糙米飯放入❸中熬煮。
　　　　❺ 待❹滾後轉小火，並放入海帶慢慢熬煮。
　　　　❻ 待飯熬成粥時，再放入蔥和金針菇，再滾一次即可食用。

美味 tip　用冷水浸泡海帶，可完整保留海帶的風味與香氣，且不易泡爛。
　　　　此外，海帶不用油炒，而是直接熬煮，即使粥冷掉，也不會感到油膩。

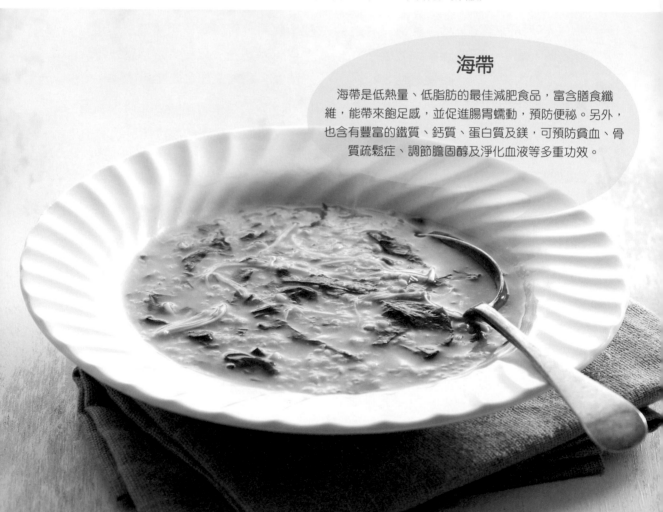

海帶

　　海帶是低熱量、低脂肪的最佳減肥食品，富含膳食纖維，能帶來飽足感，並促進腸胃蠕動，預防便祕。另外，也含有豐富的鐵質、鈣質、蛋白質及鎂，可預防貧血、骨質疏鬆症、調節膽固醇及淨化血液等多重功效。

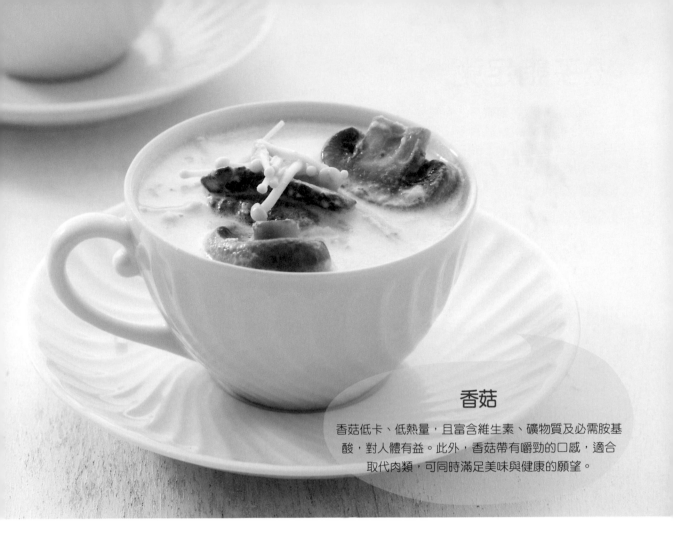

香菇

香菇低卡、低熱量，且富含維生素、礦物質及必需胺基酸，對人體有益。此外，香菇帶有嚼勁的口感，適合取代肉類，可同時滿足美味與健康的願望。

低卡香菇濃湯

從 20 歲開始，我就一直頂著妹妹頭，也就是俗稱的香菇頭。我必須坦誠，這麼做是為了讓別人覺得我很可愛，嘻嘻～～我看著以前的照片，興起「不如來做香菇料理」的念頭，便立刻跑去廚房，完成了和當時一樣香甜、稚嫩、又有嚼勁的低卡香菇濃湯。

材料 香菇 5 朵、碎核桃 2 粒、洋蔥 1／4 個，橄欖油少許、蒜末 1 小匙、牛奶 200ml、海鹽少許（依個人口味準備）、巴西里粉少許（可自行選用）

作法 ❶ 將洋蔥和香菇切細備用。
❷ 在鍋內倒入少許橄欖油後，放入洋蔥和蒜末拌炒。
❸ 將香菇放入❷中拌炒。
❹ 將牛奶倒入❸中煮滾。
❺ 再放入碎核桃，並攪拌至其煮熟。
❻ 依個人口味加入海鹽調味，最後撒上巴西里粉即可食用。

 為了維持香菇的營養成分和香氣，建議調理時間不宜過長。

松子飽足粥

　　減肥是一場長期戰爭，有時候也會想放鬆、偷懶，這時，松子粥就是最佳的療癒食物。每次只要感到飢餓時，我就會煮這道幸福料理，犒賞自己。因為松子能刺激飽足荷爾蒙的分泌，防止進食過量，又能快速止飢。

材料 糙米 50 公克、松子 15 粒、水 200ml

作法 ❶ 將糙米洗淨後，放入水中浸泡。
　　　　❷ 將泡軟的糙米取出，再將糙米、松子和水放入食物調理機中，打碎成泥狀。
　　　　❸ 將❷放入鍋中，邊煮邊攪拌，煮沸後即可食用。

 美味 *tip* 粥快煮好時，可放入 3 大匙牛奶一起熬煮，口感會更美味香醇。

松子

含有豐富的不飽和脂肪酸、維生素 B_1、鐵質和鎂，相較於其他堅果類，其鐵質的含量特別高，能預防貧血。

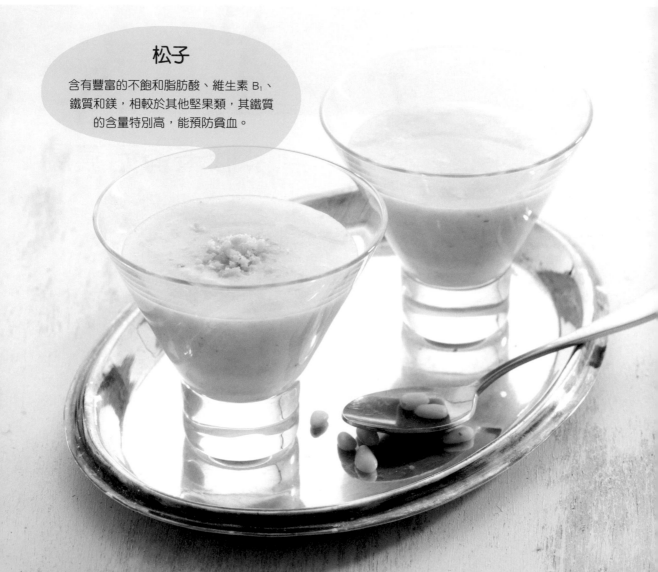

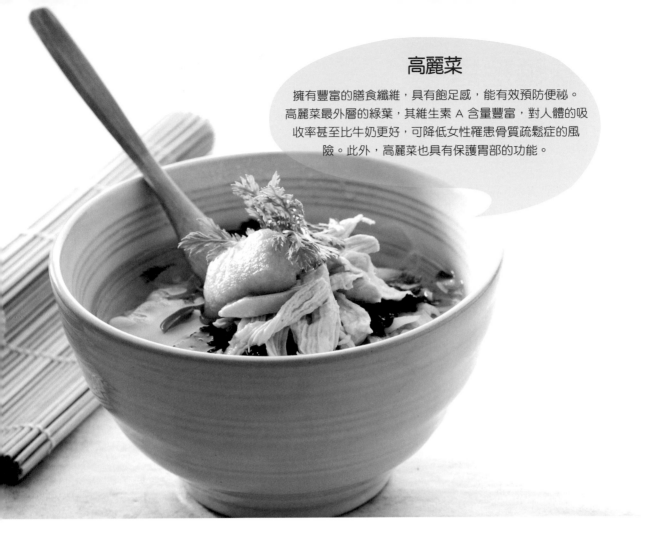

多纖蔬菜麵

　　每當有重要的拍攝工作，我的神經就會緊繃，必須更注意飲食。可是，我的食欲又總是在這時爆發！到外地跑行程的路上，經紀人總會在休息站吃烏龍麵，我卻只能撈高麗菜來吃。於是，我暗自記住這個味道，用高麗菜絲代替烏龍麵，完成這道美味的瘦身料理。

材料　高麗菜 1／4 顆、油豆腐 1 塊、雞胸肉少許、洋蔥 1／6 個、茼蒿＆昆布＆海苔少許、
　　　　大蔥 1／2 根、湯用醬油 1 大匙、水 2 杯

作法　❶ 將油豆腐過水去油，煮沸後取出，擰乾水分。
　　　　❷ 將雞胸肉放入水中，煮沸後剝成細絲；再將高麗菜、洋蔥、茼蒿和大蔥切成細絲備用。
　　　　❸ 在鍋內倒入兩杯水，然後放入洋蔥、茼蒿、昆布、海苔和大蔥熬煮。
　　　　❹ 煮沸後再滾 15 分鐘，待煮出湯的鮮味，再以湯用醬油調味。
　　　　❺ 最後將高麗菜放入湯中熬煮，煮熟後盛入碗中。
　　　　❻ 將❷的雞胸肉和❶的油豆腐擺在❺中，即能享用。

美味
tip　盡量將高麗菜切成絲後再煮，能增加咀嚼的口感；如果喜歡吃辣，也可酌量加入辣椒絲。

紫蘇麵疙瘩

　　愛犬延深在嚐過地瓜的滋味後，就開始不吃飼料了。於是，我將地瓜搗碎，包著飼料給牠吃，想不到牠竟然只吃地瓜，把飼料都吐掉！其實我非常了解延深的心情，就跟我吃過國產紫蘇粉後，便能精準辨別出國產與非國產紫蘇粉的差異。我對紫蘇粉的愛，就如同我對延深的愛一樣深。

材料 香菇 4 朵、紫蘇粉 1 / 4 杯、大蒜 2 粒、細蔥 1 根、洋蔥 1 / 6 個、豆腐 1 / 4 塊、海鹽適量、水 1 杯

作法 ❶ 豆腐切塊；大蒜、細蔥和洋蔥切成細絲備用。
　　　　❷ 將水煮滾後，放入❶一起煮沸。
　　　　❸ 待❷煮滾後，放入香菇，煮約 1 分半，再放入紫蘇粉和豆腐。
　　　　❹ 加入適量海鹽調味即可食用。

美味 tip 乾香菇的營養價值比新鮮香菇高，纖維量更高出十倍。
此外，將浸泡香菇的香菇水保留，與小魚乾一同熬煮，便是鮮美的高湯，美味又簡單。

紫蘇

紫蘇含有 γ-生育醇，具有抗氧化作用，能減緩細胞老化；另一成分亞麻油酸則可降低膽固醇。紫蘇屬於熱性食物，能溫暖身體，體寒的人可多食用。不過，因熱量偏高，建議減肥者不要過量攝取。

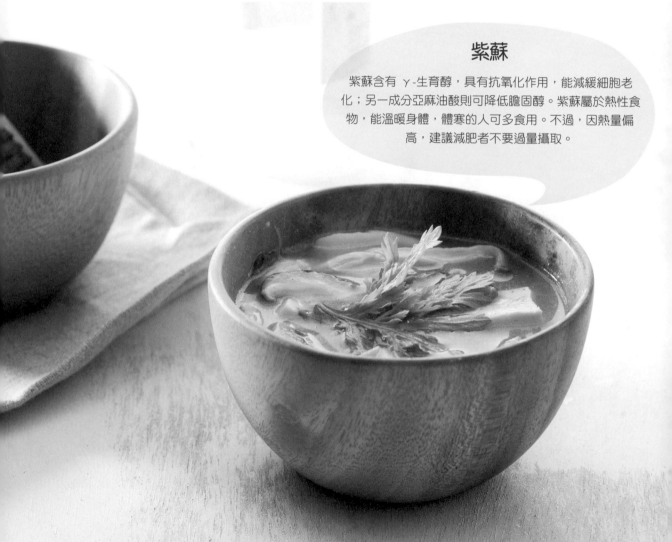

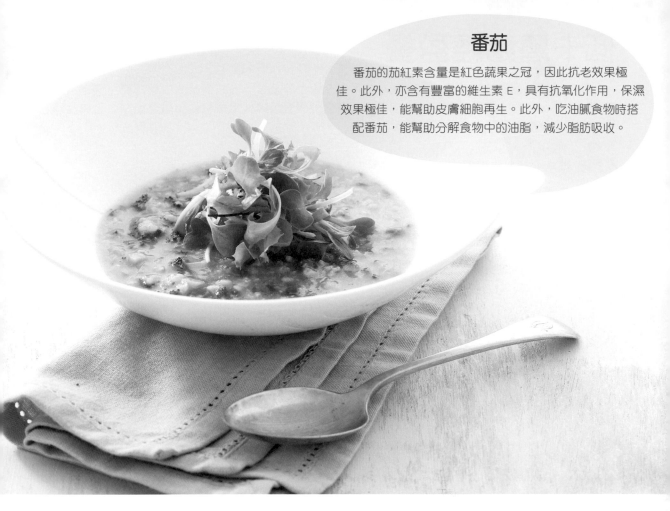

番茄

番茄的茄紅素含量是紅色蔬果之冠，因此抗老效果極佳。此外，亦含有豐富的維生素 E，具有抗氧化作用，保濕效果極佳，能幫助皮膚細胞再生。此外，吃油膩食物時搭配番茄，能幫助分解食物中的油脂，減少脂肪吸收。

少油番茄牛肉粥

以前去超市購物，我只買打折餅乾、麵包或冰淇淋；最近則變成獨愛促銷蔬菜、水果的貪心鬼。有次，看到番茄在減價大促銷，就買了一大堆回家。有的直接吃、有的打成果昔、有的拿去料理，這道菜就是在這個狀態下誕生的。

材料 番茄 1 顆、糙米 50 公克、牛絞肉 20 公克、大蒜 2 粒、紅甜椒&黃甜椒少許、青花菜適量、水 3 / 4 杯、橄欖油少許

作法
❶ 將糙米放入水中泡軟後，瀝乾備用。
❷ 將番茄、甜椒和青花菜切成丁；大蒜切片。
❸ 將橄欖油倒入預熱的鍋中，再放入大蒜拌炒。
❹ 將牛絞肉放入，與❸一起拌炒。
❺ 將❶放入拌炒，待米熟透時，再放入 3 / 4 杯的水和番茄，慢火燉煮。
❻ 待水幾乎收乾時，再放入甜椒和青花菜，煮滾後即可食用。

美味 tip 若鍋底太薄，粥很容易黏鍋或燒焦，建議使用厚底鍋熬粥較佳。
部分食譜會建議將番茄去皮，僅用番茄籽或番茄汁料理，但這樣的番茄只剩下甜味，破壞風味與營養。因此，我建議大家使用完整的番茄料理較好。

低卡蘑菇輕盈餐

　　我一直都很喜歡菇類，開始減肥後，更是完全愛上蘑菇了！因為蘑菇的口感獨特，適合取代肉類，不僅味道好，飽足感也夠，與肉類一起料理，更是美味。這道菜便是融合蘑菇、豬肉及蔬菜，保留食材最自然風味的香菇料理。

材料 蘑菇 8 朵、豬絞肉 100 公克、洋蔥 1 / 4 個、紅蘿蔔 1 / 4 根、蔥 1 / 3 根

作法 ❶ 將蘑菇去梗，清洗後備用。
　　　 ❷ 將蘑菇梗、洋蔥、紅蘿蔔和蔥剁碎備用。
　　　 ❸ 將❷和豬絞肉放入平底鍋拌炒。
　　　 ❹ 蘑菇切十字，將❸填入後，再放入微波爐中加熱 30 秒，即可食用。

美味 **tip** 蘑菇可生吃，因此我建議準備大朵的蘑菇料理，不僅較有飽足感，也更美味。

蘑菇

蘑菇的熱量非常低，且富含維生素、纖維和水分，飽足感十足。每天只需吃五朵蘑菇，便已足夠一天所需的維生素含量。

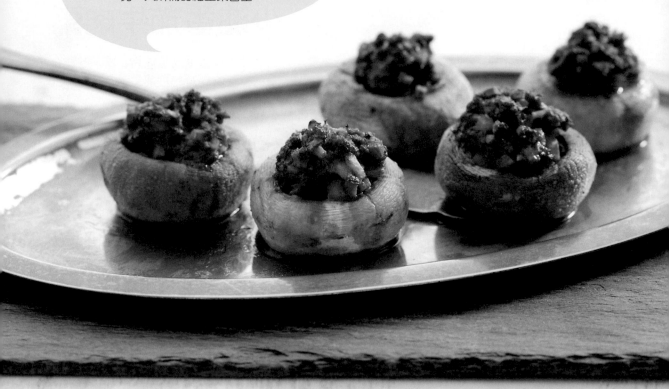

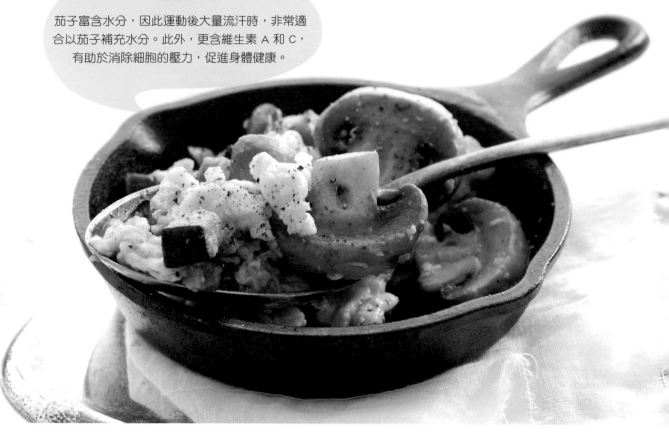

茄子

茄子富含水分,因此運動後大量流汗時,非常適合以茄子補充水分。此外,更含維生素 A 和 C,有助於消除細胞的壓力,促進身體健康。

德式紫茄炒蛋

錄製〈瘦身女孩〉時,我唯一能吃的宵夜就是這道菜,雖然只是平凡的的茄子炒蛋,我還是吃得津津有味。曾經極度討厭茄子的我,將充滿美好回憶的炒蛋,加入最討厭的茄子中,結果,比想像中更美味。果然,不可以貌取人啊!

材料 蘑菇 5 朵、蛋白 2 個、蛋黃 1 個、茄子 1 條、胡椒粉少許

作法
❶ 將茄子切段,放入滾水中煮熟後撈出,瀝乾水分後備用。
❷ 將蘑菇切對半,以保留口感。
❸ 將兩個蛋白和一個蛋黃充分混合打散。
❹ 熱鍋後,將❶和❷放入拌炒。
❺ 將❸倒入鍋中,與❹一起拌炒,最後灑上少許胡椒粉,即可食用。

 建議可添加芝麻油,補充茄子不足的營養和風味,也可依個人喜好,放入蒜末拌炒。
如果想消除茄子的苦澀味,只要在料理前將茄子浸泡在鹽水中,便可去除。

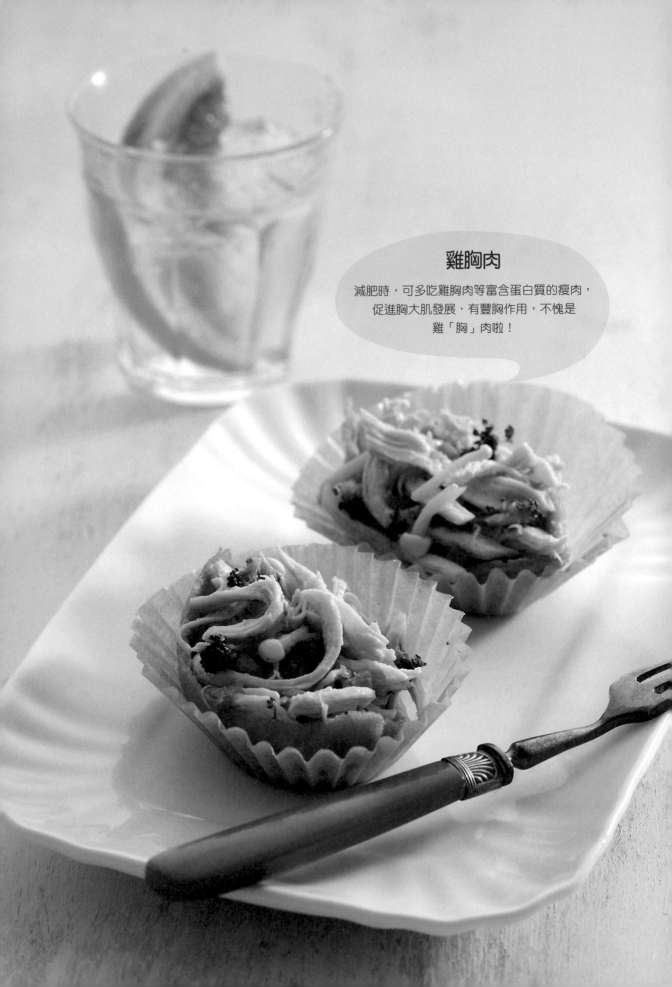

雞胸肉

減肥時，可多吃雞胸肉等富含蛋白質的瘦肉，
促進胸大肌發展，有豐胸作用，不愧是
雞「胸」肉啦！

低脂雞肉小飯糰

　　我喜歡在晚上前往超市添購食材，那時通常都會有促銷活動。這道料理的誕生，是因為我在促銷時買了雞胸肉、金針菇、紅蘿蔔、蔥、青花菜、油豆腐，在想著「該煮什麼好呢？」後，決定將所有食材放進油豆腐裡，結果，超級好吃！

材料　雞胸肉 100 公克、金針菇半包、紅蘿蔔 1/3 根、蔥 1/2 根、青花菜適量、油豆腐 7 塊

作法　❶ 雞胸肉煮熟後，剝成絲備用。
　　　　❷ 將金針菇、紅蘿蔔、蔥、青花菜皆切成細絲後備用。
　　　　❸ 將雞胸肉絲和❷的蔬菜絲一起下鍋拌炒。
　　　　❹ 油豆腐汆燙後挖空中心，將❸的所有食材填入，即可食用。

美味 tip　只要用力揉捏雞胸肉，便能很輕鬆的將肉撕碎。
油豆腐是豆腐油炸後所製，用滾水汆燙去油，可降低熱量。

+少油雞肉火腿

材料　雞胸肉 1 公斤、梅子醋 6 大匙、迷迭香 2 大匙、海鹽 & 胡椒粉少許、檸檬汁 3 大匙（可用葡萄柚、柳橙、橘子等爽口的果汁代替）、水適量

作法　❶ 將梅子醋、檸檬汁、迷迭香、海鹽、胡椒粉和雞胸肉一起拌勻。
　　　　❷ 將❶的所有食材，裝進密封容器中醃漬一天。
　　　　❸ 將醃好的雞胸肉從罐中取出，並去除水分。
　　　　❹ 將水倒入湯鍋內，煮沸後關火備用。
　　　　❺ 將雞胸肉放入煮沸的熱水中，蓋上鍋蓋，放 7 小時使其悶熟即完成。

美味 tip　與市面上販售的雞胸肉火腿一樣，食用前要先用微波爐解凍，或在平底鍋上微煎後享用。完成後，用夾鍊袋密封放入冰箱冷藏，約可保存 5 天。

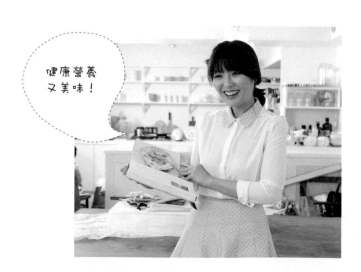

健康營養
又美味！

抗氧藍莓義大利麵

因為減肥，讓我對料理產生極大的興趣，以前總是苦惱「該怎麼煮才能吃得更多？」現在煩惱的卻是「該怎麼煮，才能吃得更營養？」、「才能吃得更享受？」原來下廚也是一種享受，也可以很女人味～～如果想來點浪漫料理時，我極力推薦這道看似衝突卻美味十足的義大利麵。

材料 藍莓 2 大匙、豆漿 1 杯、洋蔥 1／3 個、義大利麵 50 公克、大蒜 3 粒、低鹽起司 1 片、帕瑪森起司粉 1 大匙、橄欖油少許

作法
❶ 將義大利麵放入沸水中，可依個人喜好決定麵的軟硬程度。煮熟後取出，瀝乾備用。
❷ 將洋蔥切絲；大蒜切片備用。
❸ 將豆漿和藍莓放入調理機中，打碎成泥狀。
❹ 先將橄欖油倒入鍋中，再加入大蒜、洋蔥一起拌炒。
❺ 將❸倒入鍋中熬煮，注意烹煮時間不宜過長，以免豆漿的乳脂肪被分解，營養流失。
❻ 將煮好的❺放在煮熟的義大利麵上，灑上一些起司後拌勻，即可食用。

PS：帕瑪森起司的熱量高，不可多吃；不過其鈣含量很高，可有效預防骨質疏鬆症。

 美味 tip
在煮義大利麵的沸水中加入少許鹽，可增添麵的口感與風味；
最佳的黃金比例是 1 公升的水加一大匙鹽。

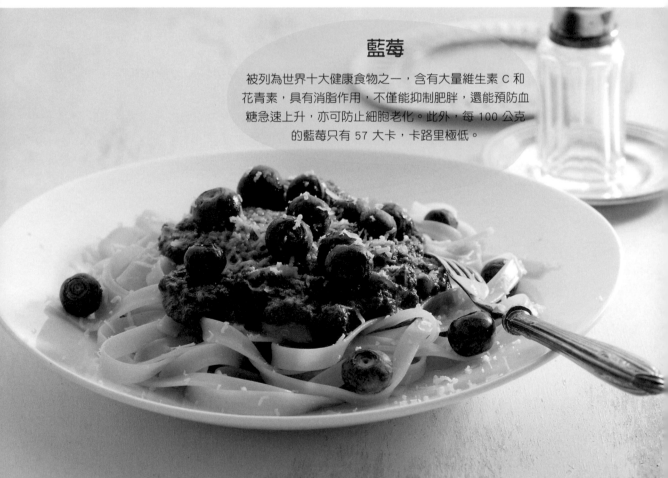

藍莓

被列為世界十大健康食物之一，含有大量維生素 C 和花青素，具有消脂作用，不僅能抑制肥胖，還能預防血糖急速上升，亦可防止細胞老化。此外，每 100 公克的藍莓只有 57 大卡，卡路里極低。

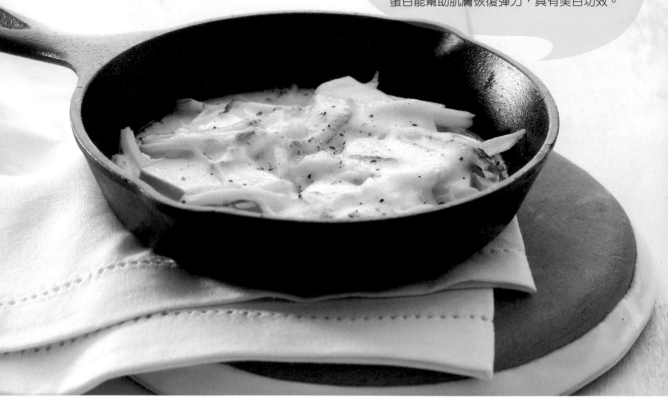

低脂蟹肉豆腐排

　　我和好友們喜歡在 13 號的星期五聚首，於是有了「黑色星期五」的聚會。儘管我們各自有不同的職業、性格與長相，卻有一個共通點，就是「減肥」。只要有人搬家，我們就會煮這道奢侈料理。雖然吃的是低卡餐，卻不停喝酒，倒了又喝、喝了又倒，真是矛盾啊～～嘻嘻～莫非這是黑色星期五的詛咒？

 材料　豆腐 1 / 2 塊、低脂牛奶 200ml、低脂起司 1 片、蟹肉 1 條、胡椒粉少許

作法　❶ 豆腐去除水分，放入鍋中煎至表面呈金黃色。
　　　❷ 將牛奶倒進湯鍋中熬煮；煮開後，再放入起司，並用小火熬煮。
　　　❸ 待起司融化後，將蟹肉撕碎放入鍋中。
　　　❹ 將煎好的豆腐放入❸中，稍微滾煮一下，撒上胡椒粉後即可食用。

 美味 *tip*　蟹肉本身就帶有鹹味，因此，不需另外調味，原汁原味就好吃。

涼拌雞肉海瓜子

　　媽媽說：「瘦身女孩的媽媽們也要很苗條，所以我也要減肥！」我以為她只是隨便說說，沒想到真的做到了。為此，我特別精心準備這道瘦身料理來慰勞她減肥的辛苦。但媽媽卻在我下廚時，搶著跟我做。或許，在媽媽眼裡，我永遠都是需要照顧的小寶寶吧？

材料 雞胸肉 100 公克、海瓜子 100 公克、小黃瓜 1／3 根、紅蘿蔔 1／3 根

芥末醬材料 芥末粉 1／2 大匙、溫開水 4 大匙、醋 1 大匙、梅子醋 1 大匙、蜂蜜 1 小匙

作法
❶ 將雞胸肉燙熟後，撕成方便入口的大小備用。
❷ 將小黃瓜和紅蘿蔔切成細絲備用。
❸ 將海瓜子浸泡於水中吐沙，再放入滾水中煮開，去殼將肉取出備用。
❹ 將雞胸肉、海瓜子肉、小黃瓜和紅蘿蔔盛入盤中，倒入自製芥末醬拌勻後，即可食用。

料理時可加入少許綠茶粉，消除海鮮的腥味。此外，若將芥末醬放入瓶中發酵 20 分鐘，口味會更辛辣些。芥末醬除了搭配海瓜子外，也可用於蛤蠣或淡菜等其他貝類海鮮上。

海瓜子
海瓜子的卡路里和脂肪含量低，是減肥聖品，並含有大量的鐵，可預防貧血、淨化血液，促進血液循環。

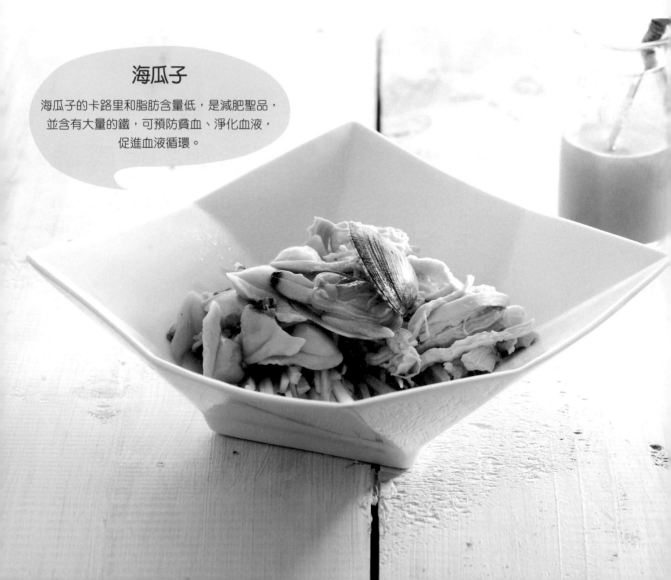

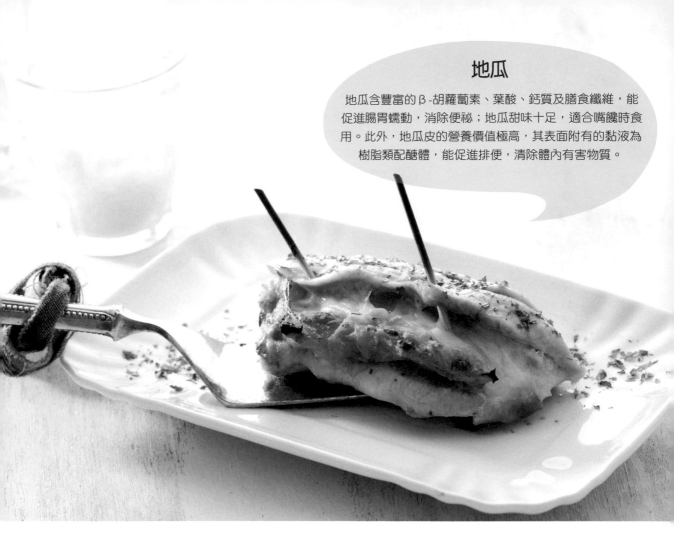

地瓜

地瓜含豐富的β-胡蘿蔔素、葉酸、鈣質及膳食纖維,能促進腸胃蠕動,消除便祕;地瓜甜味十足,適合嘴饞時食用。此外,地瓜皮的營養價值極高,其表面附有的黏液為樹脂類配醣體,能促進排便,清除體內有害物質。

美腸起司地瓜餅

　　B 型男生很孤僻難搞?不,端看另一半是誰及兩人相處模式,B 型男生也可以變得很溫柔,懂得撒嬌。擔心起司搭配地瓜太油膩、熱量太高嗎?別忘了,食材健康就不需擔心發胖。

材料 雞胸肉 100 公克、地瓜 50 公克、低脂起司 1 片、香草粉少許

作法 ❶ 在雞胸肉上切數刀花紋後,撒上香草粉,約醃漬 15 分鐘。
　　　　❷ 地瓜蒸熟後,搗碎成泥狀。
　　　　❸ 將❶切成兩半後攤開,放上起司和地瓜泥;再蓋上另一片雞胸肉,用竹籤固定。
　　　　❹ 將雞胸肉放入 200 度的烤箱(也可用微波爐代替)中,約烤 15 分鐘後,即可食用。

美味 tip 料理時可加入少許咖哩粉,烹調成濃郁的咖哩風味,也很美味。

韓式辣炒雞排

　　原本身上有一層厚厚脂肪的我，鮮少覺得冬天寒冷；沒想到瘦下來後，變得異常怕冷，因此，冬天時朋友的邀約我都會找藉口推辭，因為實在是太冷了～～～某次，我對邀約我去春川旅行的朋友們撒謊，說生病無法出門，可是不知道怎麼回事，他們竟看穿了我的謊言，跑來我家說：「不想去春川，那就做辣炒雞排賠罪吧！」哎呀，我真命苦啊！

材料　雞里肌肉 100 公克、地瓜 1 個、洋蔥 1 / 2 個

辣醬材料　低鹽醬油 1 小匙、辣椒粉 1 小匙、蒜末 1 小匙、味醂 1 / 2 小匙、梅子醋 1 小匙

作法　❶ 將雞里肌肉切成方便入口的大小備用。
　　　　❷ 將地瓜和洋蔥切成塊狀備用。
　　　　❸ 將製作辣醬的材料放入碗中，充分拌勻後，再加入❶和❷醃 15 分鐘。
　　　　❹ 將❸下鍋拌至熟透，待食材皆均勻上色後即可食用。

美味 tip　建議將雞肉和地瓜先稍微汆燙再下鍋，可減少脂肪吸收率，也可縮短拌炒的時間。

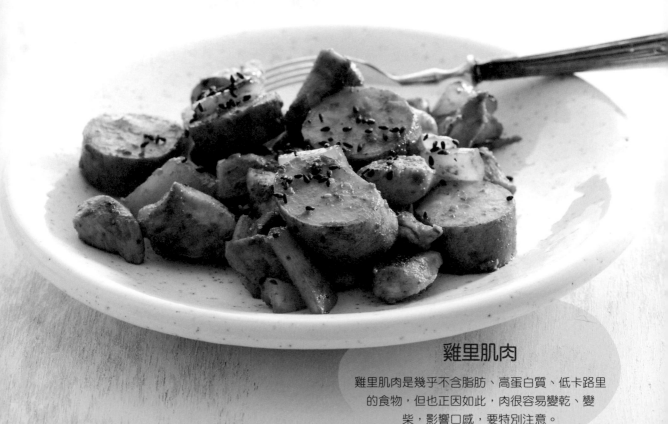

雞里肌肉

雞里肌肉是幾乎不含脂肪、高蛋白質、低卡路里的食物，但也正因如此，肉很容易變乾、變柴，影響口感，要特別注意。

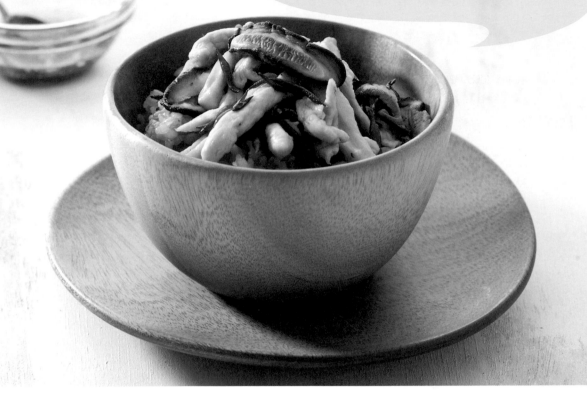

糙米

雖然糙米飯與白飯的熱量差不多，營養價值卻相差數倍。因為糙米外層的米糠含有大量碳水化合物、脂肪、蛋白質和礦物質，能降低膽固醇，預防疾病，增加飽足感，預防腹部肥胖。

低醣雞肉香菇蓋飯

　　不論是用什麼食材料理，我都會順從自己的雙手、心情及想法，於是誕生了這道炊飯。因為順從自己的心情做菜，才能開心的做完，再高興的吃下去，完全沒有負擔。哈哈～這道菜是我的家常料理之一。至於如何避免熱量過高，只要將家裡的冰箱填滿健康食材，就可以了。大家一起和健康食材當好朋友吧！

材料 糙米飯 1 / 2 碗、羊栖菜 50 公克、雞胸肉 100 公克、香菇 2 朵、青辣椒 1 / 2 根

醃醬材料 低鹽醬油 1 大匙、芝麻少許、芝麻油 1 小匙

作法 ❶ 將羊栖菜洗淨後瀝乾水分，再切成適當大小備用。
　　　❷ 將雞胸肉切細絲；香菇切片備用。
　　　❸ 將羊栖菜、雞胸肉絲、香菇片下鍋拌炒至完全熟透。
　　　❹ 將青辣椒剁碎後，放入醃醬材料中混合拌勻。
　　　❺ 將❸蓋在糙米飯上，再拌入混有辣椒的醃醬後即可食用。

美味 tip 雖然用壓力鍋蒸煮糙米，時間較短，但會使其營養流失，建議用一般電子鍋蒸煮較好。

鳳梨優格烤雞

　　不能吃宵夜時，就只能看電視乾過癮啊～某天晚上看到電視台舉辦「外送炸雞」大評比，並親自到店家直播頒獎實況。第一名是花椒炸雞，第二名是米炸雞，第三名則是優格炸雞。其中，我最好奇的就是「優格炸雞」，到底是什麼味道呢？於是，隔天起床後，我抱著實驗的心態做了這道料理，並加上咖哩粉，意外的超級好吃！（撥髮～）

材料　雞胸肉 150 公克、海鹽&胡椒粉少許、鳳梨 40 公克、洋蔥 1／8 個、原味優格 50 公克、咖哩粉 1 大匙、蒜末 1／2 大匙

作法　❶ 在雞胸肉上切數刀花紋，再撒上海鹽和胡椒粉，醃 20 分鐘。
　　　　❷ 將鳳梨和洋蔥切成大塊狀備用。
　　　　❸ 將原味優格、咖哩粉和蒜末充分混合均勻後備用。
　　　　❹ 將❸淋到醃好的雞胸肉上，再放進微波爐加熱 5 分鐘，即可食用。

美味 tip　可用蘋果或甜椒取代鳳梨，也十分對味。

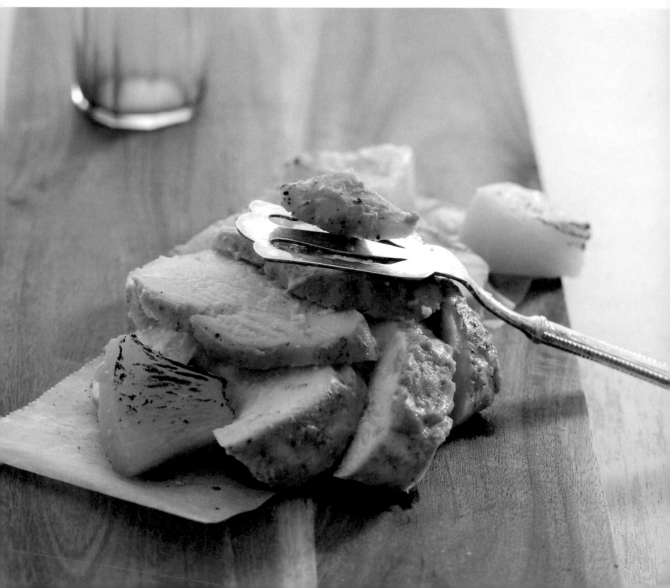

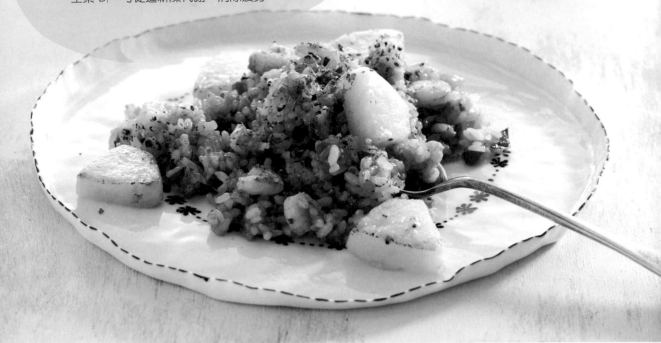

鳳梨

鳳梨雖然甜度高，不過卡路里偏低，且富含膳食纖維，非常適合用來減肥。另外，其所含的鳳梨酵素可分解蛋白質，並軟化肉質，適合與肉類一起烹煮。亦含有豐富的維生素 B_1，可促進新陳代謝，消除疲勞。

活力夏威夷炒飯

　　我完全沒有音樂天分，不但是音癡，身體的韻律感也十分不協調，哈哈哈～～可是，某天卻突然迷上烏克麗麗，想要去補習班報名學習。於是，我上網搜尋烏克麗麗的相關訊息，發現它源自葡萄牙，流行於玻里尼西亞，且經常使用在夏威夷音樂上，看著這些資訊時，我突然好想吃夏威夷炒飯哦！果真「吃」對我來說，吸引力比較大。

材 料 糙米飯 100 公克、鳳梨 30 公克、蝦子 6 隻、馬鈴薯 1 / 4 個、洋蔥 1 / 4 個、紅甜椒 & 青椒少許、蠔油 1 小匙

作 法
❶ 將鳳梨切成大塊；馬鈴薯、紅甜椒和洋蔥則切成小塊備用。
❷ 將鳳梨塊下鍋拌炒，炒至快出汁並軟爛後，將鳳梨取出備用。
❸ 利用原本的鍋子，將馬鈴薯、紅甜椒、蝦子、青椒和蠔油一起下鍋拌炒。
❹ 再將糙米飯和炒好的鳳梨塊放入❸中，充分炒熟拌勻後，即可食用。

 美味的關鍵就是邊壓邊炒，讓鳳梨汁流出並包裹在米飯上。
此外，調味料不需要下太多，才能嚐到最原始清甜的鳳梨滋味。

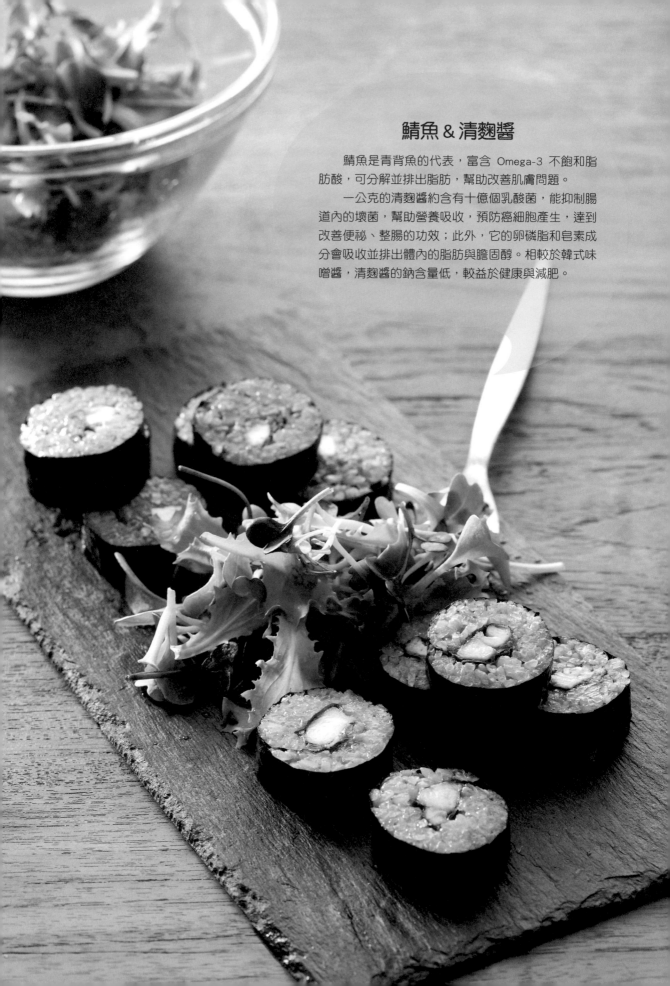

鯖魚 & 清麴醬

　　鯖魚是青背魚的代表，富含 Omega-3 不飽和脂肪酸，可分解並排出脂肪，幫助改善肌膚問題。
　　一公克的清麴醬約含有十億個乳酸菌，能抑制腸道內的壞菌，幫助營養吸收，預防癌細胞產生，達到改善便祕、整腸的功效；此外，它的卵磷脂和皂素成分會吸收並排出體內的脂肪與膽固醇。相較於韓式味噌醬，清麴醬的鈉含量低，較益於健康與減肥。

韓式鯖魚美肌飯捲

〈萬國遊覽記〉是兩名好奇心旺盛和才華洋溢的男子，在無事先計劃的情況下，出發到世界各地旅行的節目，我最喜歡這類冒險節目了！（其實是因為兩位男主持人是我的菜～嘻嘻）有一次介紹土耳其美食「長棍麵包夾烤鯖魚和蔬菜」，看起來相當詭異，但他們卻說好吃極了，那我也要挑戰看看！於是我用兩種很難被聯想在一起的食材，做成紫菜飯捲。哇～好吃！

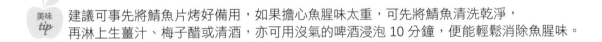

材料　糙米飯 100 公克、海苔 1 張、鯖魚 1／4 條、自製豆瓣醬適量、清麴醬粉 1／2 大匙（可至韓式食材專賣店購買）、芝麻葉 2 片

作法　❶ 將鯖魚放入烤箱，烘烤至表面略帶焦黃色。
　　　　❷ 將清麴醬粉放入豆瓣醬中，充分攪拌均勻。
　　　　❸ 將海苔用瓦斯爐的小火，慢烤至酥脆。
　　　　❹ 將烤過的海苔鋪在壽司竹簾上，依序鋪上糙米飯→芝麻葉→鯖魚→豆瓣醬後捲起，再切成適合入口的大小，即可食用。

美味
tip
建議可事先將鯖魚片烤好備用，如果擔心魚腥味太重，可先將鯖魚清洗乾淨，
再淋上生薑汁、梅子醋或清酒，亦可用沒氣的啤酒浸泡 10 分鐘，便能輕鬆消除魚腥味。

韓式清麴美腸飯捲

尚恩是小我四歲的好朋友，我們經常一起出去閒晃。某天我們在東大門逛了一整天後，筋疲力竭，肚子超級餓時，尚恩從包包中拿出便當盒，她稱那道料理為「便祕紫菜飯捲」，這名字實在有點尷尬啊！不過，回到家後我的肚子真得好順暢哦～它的效果真不錯。

材料　糙米飯 100 公克、海苔 1 張、清麴醬 2 大匙（可至韓式食材專賣店購買）、生韭菜少許、豆腐 1／4 塊、綠櫛瓜 1／6 條、芝麻油 1 小匙、芝麻 1 小匙、海鹽少許

作法　❶ 將芝麻油和芝麻拌入剛煮熟的糙米飯中，放涼備用。
　　　　❷ 將綠櫛瓜切成方便入口的大小備用。
　　　　❸ 將清麴醬和綠櫛瓜下鍋拌炒，再依個人口味，酌量加入海鹽調味。
　　　　❹ 將豆腐的水分瀝乾，切成長條狀後，下鍋煎至表面略帶金黃色。
　　　　❺ 將海苔用瓦斯爐的小火慢烤，使其酥脆。
　　　　❻ 將❶鋪在海苔上，依序放上綠櫛瓜→煎豆腐→生韭菜後捲起，再切成適當大小即可。

美味
tip
如果覺得清麴醬的味道太重，可加入一些黃豆粉，中和味道。

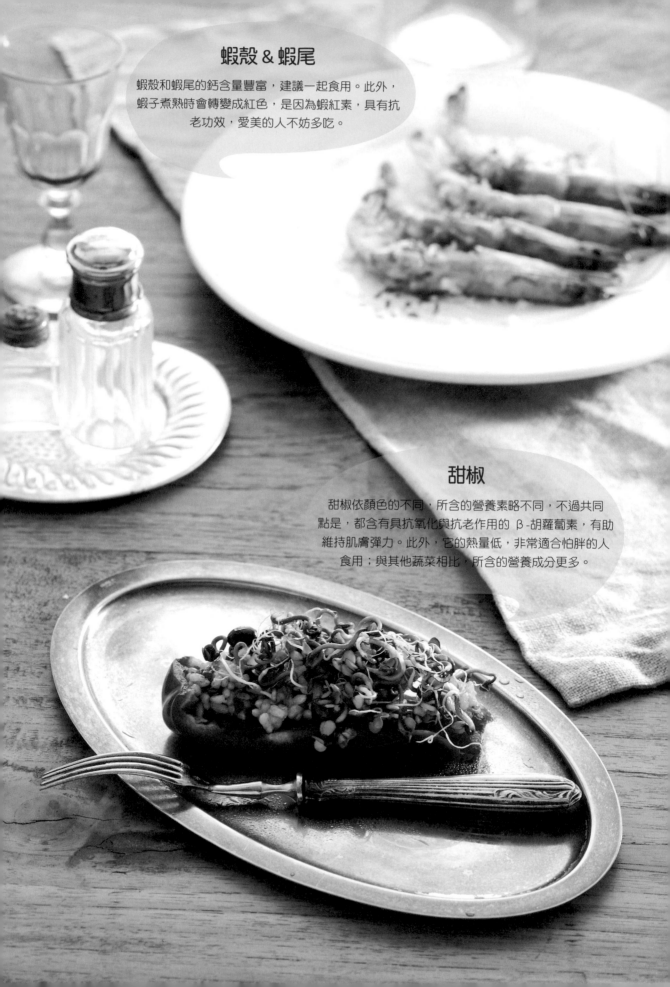

蝦殼 & 蝦尾

蝦殼和蝦尾的鈣含量豐富,建議一起食用。此外,蝦子煮熟時會轉變成紅色,是因為蝦紅素,具有抗老功效,愛美的人不妨多吃。

甜椒

甜椒依顏色的不同,所含的營養素略不同,不過共同點是,都含有具抗氧化與抗老作用的 β-胡蘿蔔素,有助維持肌膚彈力。此外,它的熱量低,非常適合怕胖的人食用;與其他蔬菜相比,所含的營養成分更多。

高鈣清蒸蒜頭蝦

以前我住在小閣樓，每逢下雨就會漏水，雖然房東説有整修，卻越來越嚴重，害我每次一到下雨天，心情就很差。儘管如此，卻讓我想起某道食物，那就是酥脆的炸蝦，因為雨滴漏水的聲音，就好像油炸聲啊～不過我是用蒸的，因為油炸物真的是減肥大忌。雖然我現在搬家了，可是只要下雨天，我依舊會想起它，且蒸蝦的口感不比炸蝦遜色哦！

材 料 蝦子 6 隻、蔥少許、蒜末 2 小匙

作 法 ❶ 在蝦子的背上輕輕畫一刀開背。
❷ 將蔥剁碎備用。
❸ 將蒜末和蔥末塞在蝦子開背的地方，蒸煮約 3 分鐘，待蝦子變成紅色後，即可食用。

美味 tip　蒸煮時可加放少許薑汁，提升蝦子的鮮甜味。

美白甜椒糙米飯

甜椒是我最喜愛的食材之一，色彩鮮艷，可兼顧視覺和味覺的雙重饗宴。此外，甜椒的熱量低，當宵夜吃也不會變胖，不論選哪種顏色，都能越吃越漂亮。

材 料 黑豆 30 公克、糙米 100 公克、甜椒（可以告人喜好選擇紅、黃、綠色的其中一種）、苜蓿芽少許、芝麻油 1 小匙、海鹽 & 炒芝麻少許

作 法 ❶ 將黑豆和糙米洗淨泡軟後，蒸煮成飯備用。也可加入約 5 公克的紫米，增加口感。
❷ 將芝麻油、海鹽和炒芝麻均勻拌入❶中。
❸ 將甜椒對切並去籽備用。
❹ 將❷填入甜椒中，再擺上苜蓿芽，即可食用。

美味 tip　甜椒可以生吃，亦可用橄欖油拌炒後食用，或與魚、肉類等具有油脂的高蛋白食物一起攝取，可提高營養的吸收。

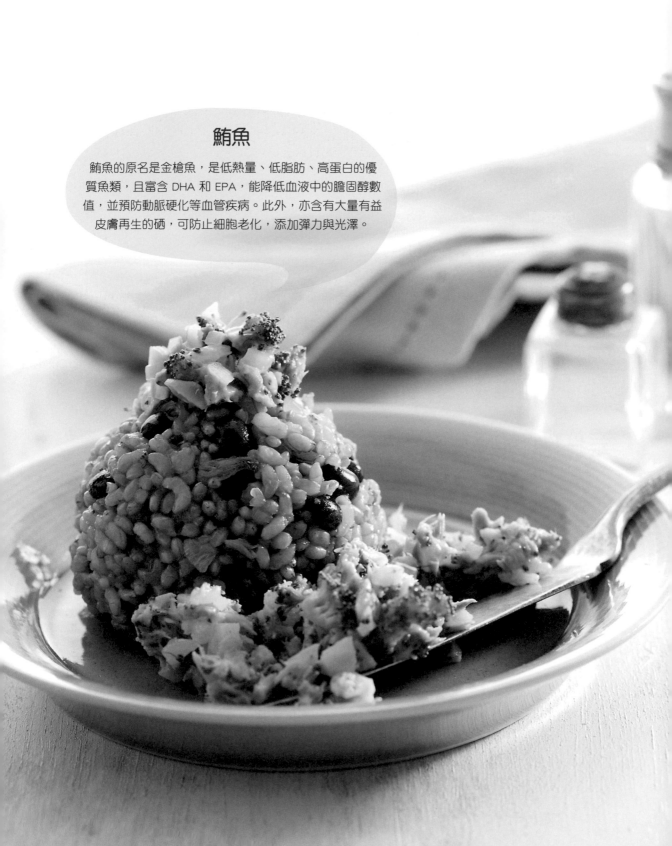

鮪魚

鮪魚的原名是金槍魚，是低熱量、低脂肪、高蛋白的優質魚類，且富含 DHA 和 EPA，能降低血液中的膽固醇數值，並預防動脈硬化等血管疾病。此外，亦含有大量有益皮膚再生的硒，可防止細胞老化，添加彈力與光澤。

美肌黑豆鮪魚飯糰

　　如果你問我：「喜歡吃什麼？」我會回答：「都喜歡，無法選擇。」食物當前，我總是優柔寡斷。那是因為每道料理都很好吃！可是如果去便利商店買飯糰，我一定選擇鮪魚美乃滋的口味。但鮪魚美乃滋飯糰非常受歡迎，常常買不到。為此，我決定研發在家就能做的健康飯糰。

材料　糙米 1 碗、熟黑豆適量、鮪魚 30 公克、洋蔥 1 / 6 個、青花菜適量、
　　　　豆腐美乃滋 1 小匙（作法見下方）

作法　❶ 將事先煮好的糙米飯與黑豆混合，捏成圓球狀備用。
　　　　❷ 將洋蔥和青花菜切丁備用。
　　　　❸ 將❷和去除油分的鮪魚下鍋拌炒。
　　　　❹ 將❸拌入豆腐美乃滋中，再將它們填入捏好的糙米黑豆飯中，即可食用。

美味 tip　也可搭配烤過的海苔，增加口感；或放入些許辣椒絲，味道會更豐富多變。
　　　　建議料理前，用棉布將鮪魚包起，擠出油脂，或用滾水汆燙，降低卡路里。

+低卡豆腐美乃滋

　　美乃滋是被減肥一族列為拒絕往來戶的食材，因為內含雞蛋和沙拉油，均是高卡路里食材。因此，不妨試著用豆腐和橄欖油製作低卡美乃滋吧，滋味毫不遜色哦！

材料　豆腐 1 / 2 塊、橄欖油 1 / 4 杯、楓糖（也可以用蜂蜜取代）1 大匙、
　　　　巴薩米可醋 1 又 1 / 2 大匙、法式芥末醬 1 小匙

作法　❶ 將豆腐的水分完全瀝乾備用。
　　　　❷ 將所有材料放入食物調理機中，充分攪拌打碎後即完成。

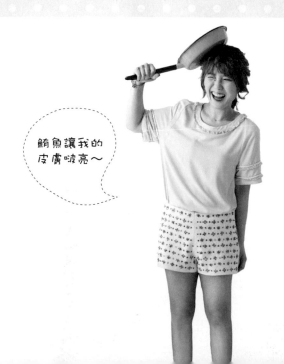

鮪魚讓我的
皮膚啵亮～

降壓櫛瓜蝦仁飯

　　某次，我夢到印象不錯的男生在初次見面時，夾了一塊很大的綠櫛瓜給我，我心想「為什麼要給我綠櫛瓜？」想著想著，我就醒了。或許是太想吃綠櫛瓜了，所以我在夢中送了一道綠櫛瓜料理給自己。至於為何放蝦子，是因為剛睡醒時，就像一隻煮熟的蝦子，哈哈～～

材 料 糙米飯 1 ／ 2 碗、綠櫛瓜 1 ／ 3 條、蝦子 2 條、蔥 2 根

醬料材料 蒜末 1 ／ 2 小匙、芝麻 1 ／ 2 小匙、芝麻油 1 ／ 4 小匙、海鹽 1 ／ 4 小匙

作 法 ❶ 將綠櫛瓜對半切開，再將蝦子放在上面，蒸煮約 10 分鐘；蔥切成細末備用。
　　　　 ❷ 將蒸好的蝦子和綠櫛瓜切成厚片塊狀。
　　　　 ❸ 蔥末和製作醬料的材料全部混合均勻備用。
　　　　 ❹ 將❷拌入❸中，再擺到糙米飯上後即可食用。

美味 *tip*　煮熟的綠櫛瓜會出水，因此建議切厚一些，口感較佳。

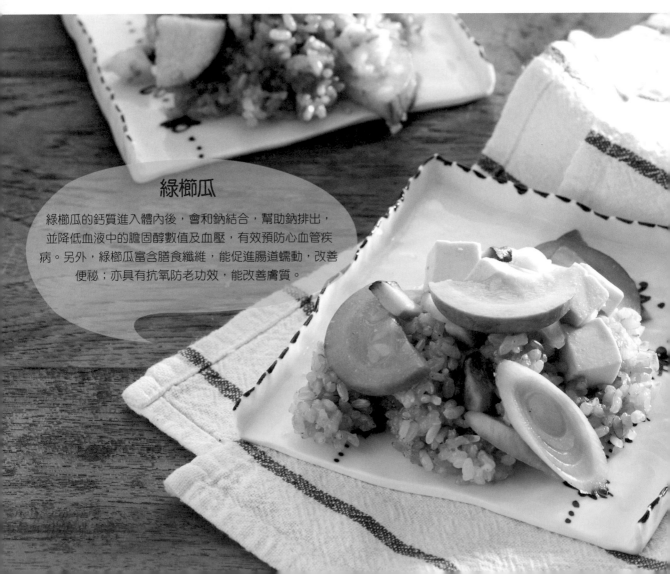

綠櫛瓜

綠櫛瓜的鈣質進入體內後，會和鈉結合，幫助鈉排出，並降低血液中的膽固醇數值及血壓，有效預防心血管疾病。另外，綠櫛瓜富含膳食纖維，能促進腸道蠕動，改善便祕；亦具有抗氧防老功效，能改善膚質。

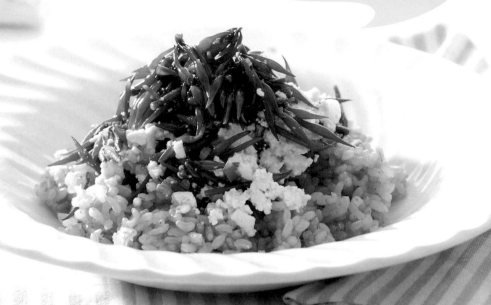

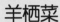

羊栖菜

羊栖菜含豐富鈣質,居海藻食物之冠,纖維量更高出牛蒡許多,還含有豐富的鉀、鐵及維生素等,屬於零熱量食材,對肌膚有益,還可預防慢性病。

好氣色羊栖菜飯

　　小時候,我從來不做家事,因為我很懶,嘴巴會代替身體說:「幫我用」、「我不會」,以致我的指甲縫總有汙垢。這話是什麼意思?如果我勤勞地洗碗、打掃、洗衣服、洗澡等,手也會變得很乾淨。現在,將羊栖菜搓洗乾淨後再煮來吃,手上的汙垢還有我體內不需要的脂肪和老廢物質也都會跟著消失,乾淨溜溜～

材 料 糙米飯 1 / 3 碗、豆腐 1 / 2 塊、羊栖菜 100 公克、蔥 1 根

醬料材料 芝麻油 1 小匙、蒜末 1 小匙、芝麻鹽 1 / 2 小匙

作 法 ❶ 豆腐氽燙後搗碎成泥狀;蔥切成細末備用。
　　　　❷ 將羊栖菜搓洗乾淨後,用滾水氽燙,待煮熟後取出,瀝乾水分備用。
　　　　❸ 將製作醬料的材料混勻,再放入羊栖菜、蔥和碎豆腐,再次攪拌均勻。
　　　　❹ 將❸放到糙米飯上,即可享用。

這道菜飯也可以用芝麻葉包著吃,味道更美味。此外,芝麻葉含鐵量是菠菜的兩倍,並含有豐富的維生素 A 和 C,愛美的人一定要常吃,才能水噹噹哦!

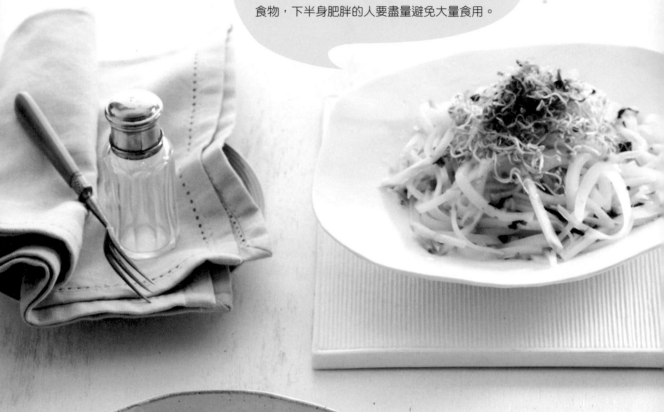

綠豆涼粉

卡路里低，非常適合用來減肥。此外，綠豆具有消腫、抗氧化等效果，有益健康。不過，因屬於涼性食物，下半身肥胖的人要盡量避免大量食用。

螺肉

螺肉是高蛋白、低脂肪的食物，此外，內含的液態黏稠物質可防止皮膚老化；牛磺酸則可消除肌肉痠痛，具有緩解疲累、恢復體力等功效。

低卡綠豆涼麵

　　某天，有位朋友因覺得全身笨重痠痛，拜託我提供一道可讓身體重新恢復柔軟度，且作法簡單、又不會發胖的料理給他（要求還真多啊～哈）。就這樣，我完成了朋友要求很多的指定菜單。朋友説：「尾珍，妳真懂我的胃，真的！從今天起，我的理想型就是綠豆將軍了。」

材　料　綠豆涼粉 1／2 塊、小黃瓜 1／4 條、海苔 1 張

醃醬材料　低鹽醬油 1 大匙、蒜末 1 小匙、蔥末 1 小匙、梅子醋 1 小匙、芝麻油 1 小匙、芝麻 1 小匙

作　法　❶ 將綠豆涼粉切成細長條狀，越接近麵條的細度越好。
　　　　　❷ 將小黃瓜切成細絲；海苔撕碎或切成細絲備用。
　　　　　❸ 將❶用滾水稍微汆燙，取出後再用冷水沖洗。
　　　　　❹ 將醃醬的材料全部混合均勻。
　　　　　❺ 將製作❷、❹ 及綠豆涼粉充分攪拌均勻後，即可食用。

美味 tip　可添加甜椒或紅蘿蔔等口感爽脆的蔬菜，增加綠豆涼粉軟嫩的咀嚼感，會更美味。

涼拌螺肉蔬菜麵

　　某天，我突然心血來潮，跑去鷺梁津海產市場逛逛，在那裡看到活生生的螺。我所見到的螺，竟然和小時候在溪邊撿的螺以及超市販售的罐裝螺肉一樣耶～好神奇～於是我就買了一些螺，變身為料理螺肉的「阿權師」。享用這道料理的陷阱就是，總讓人想小酌一杯，真糟，哈。

材　料　螺肉 50 公克、蒟蒻絲 100 公克、小黃瓜 1／4 條、茼蒿適量、洋蔥 1／6 個、蔥 1／3 根

醬料材料　醋 1 大匙、水 2 大匙、梅子醋 1 大匙、辣椒粉 1 大匙

作　法　❶ 將螺肉用滾水稍微汆燙；蒟蒻絲以熱水煮熟備用。
　　　　　❷ 將小黃瓜切絲；茼蒿、洋蔥和蔥切成方便入口的大小備用。
　　　　　❸ 將洋蔥和蔥泡入冷水，以去除嗆辣味。
　　　　　❹ 將製作醬料的材料放入碗中，攪拌均勻。
　　　　　❺ 將所有食材與❹倒入碗中，拌勻後即可食用。

美味 tip　使用罐裝螺肉時，必須先將水倒掉，再用熱水浸泡約 7 分鐘，以消除腥味。

權式快瘦炸醬麵

　　閃著油亮光澤的炸醬麵吃起來特別美味，但吃完後又會懊悔不已，因為它的熱量超級高！！！！這道權式快瘦炸醬麵使用炸醬粉，取代含糖、用油炒過的甜麵醬，大幅降低卡路里。減肥時，最適合吃它來轉換心情了。

材料 豬前腿肉 30 公克、洋蔥 1 / 3 個、高麗菜適量、炸醬粉 1 大匙、水 1 杯、冬粉 20 公克、蒟蒻絲 30 公克、馬鈴薯 1 / 2 顆、清酒適量

作法 ❶ 將豬肉切成小塊狀，用清酒醃漬 30 分鐘備用。
　　　 ❷ 將洋蔥、高麗菜和馬鈴薯切成小塊狀備用。
　　　 ❸ 將❶下鍋拌炒，待肉炒熟時，放入馬鈴薯、洋蔥和高麗菜拌炒。
　　　 ❹ 先將炸醬粉放入冷水中攪拌均勻後，再放入❸的鍋中，一起熬煮。
　　　 ❺ 分別將蒟蒻絲和冬粉用滾水煮熟，取出後用冷水沖洗，使其更有彈性。
　　　 ❻ 將蒟蒻絲和冬粉盛入盤中，再淋上煮好的❹，即可食用。

美味 tip 可在汆燙蒟蒻絲的水中放入生薑，消除其特有氣味。此外，可將小黃瓜、萵苣、甜椒等切絲，擺在麵上享用，風味更佳。不過，蔬菜放太多時會出水，影響口感，必須拿捏好分量。

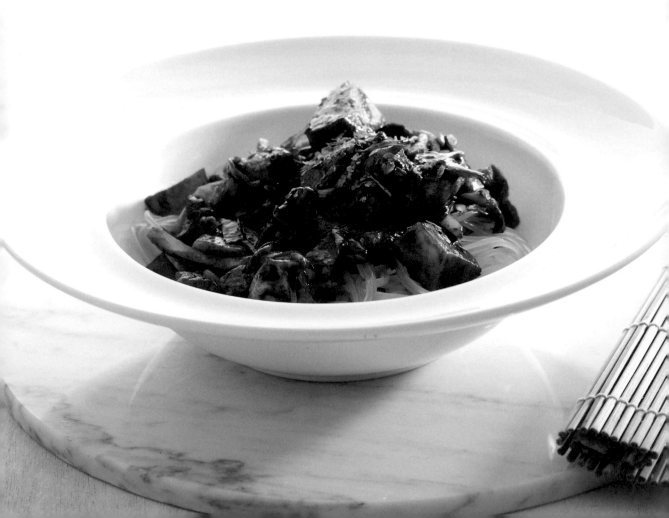

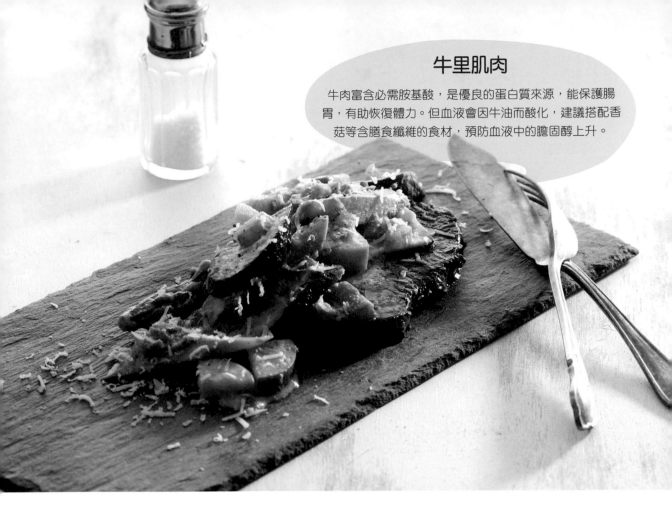

牛里肌肉

牛肉富含必需胺基酸,是優良的蛋白質來源,能保護腸胃,有助恢復體力。但血液會因牛油而酸化,建議搭配香菇等含膳食纖維的食材,預防血液中的膽固醇上升。

高蛋白豆漿牛排

啊～好懷念正值減肥全盛時期的我,當時,媽媽每天為我特製豆漿牛排,除了食物的香氣,更裝著媽媽滿滿的愛,隨著媽媽的手傳到我身上。如果以後我有小孩,也要像媽媽一樣,準備這道充滿母愛的料理,給我的孩子吃,將媽媽的愛延續下去。

材料 牛里肌肉 100 公克、杏鮑菇 1 / 2 個、大蒜 2 粒、綠櫛瓜 & 條、茄子各 1 / 8 條、甜椒和蘆筍適量、橄欖油少許、洋蔥末 10 公克、番茄末 20 公克、蒜末 5 公克、豆漿 100ml、帕瑪森起司粉 1 小匙

作法
❶ 將綠櫛瓜、茄子、甜椒、蘆筍和杏鮑菇,切成方便入口的大小備用。
❷ 依個人習慣,將牛排煎熟。(牛里肌肉油脂較少,容易變老,要特別注意)
❸ 將蒜末、綠櫛瓜、茄子、甜椒、蘆筍和杏鮑菇放入鍋中乾煎,煎熟後取出備用。
❹ 另起一鍋,先倒入橄欖油,再放入洋蔥末拌炒 30 秒,接著放入番茄末煮 30 秒,最後放入蒜末、豆漿和帕瑪森起司粉燉煮。
❺ 將❹淋在❸上,即可盛盤食用。

 可依個人口味,選擇海鹽或胡椒粉調味。若覺得牛里肌肉較貴,也可用豬里肌肉代替。豬里肌肉的色澤比牛里肌肉淡,肉質更軟嫩。

輕纖螺肉沙拉

減肥期間，有時真是痛苦的不得了！我試著念哈利波特的咒語「修修復、力力復」，也試過唱歌、運動、大笑大哭等，但我發現，直到親自下廚後，心情才慢慢恢復平靜。「飯」對身心而言，是最佳的補藥，説得真好啊！呵呵呵～

材料 螺肉 150 公克、小黃瓜 1 / 2 條、綜合生菜 1 包

醬料材料 魚露 1 大匙、檸檬汁 2 大匙、香菇末 1 大匙、芝麻油 1 大匙、葡萄籽油 1 大匙

作法 ❶ 先將螺肉汆燙至熟後取出，以冷水沖洗，再切成方便入口的大小備用。
❷ 將小黃瓜切成塊狀；綜合生菜洗淨後，瀝乾水分備用。
❸ 將製作醬料的材料全部放入碗中，充分攪拌均勻；再放入螺肉和蔬菜，拌勻後即可食用。

美味 *tip* 綜合生菜或苜蓿芽等綠色蔬菜，富含維生素、礦物質和纖維素，
能防止老化，有效排出體內的老廢物質和脂肪。

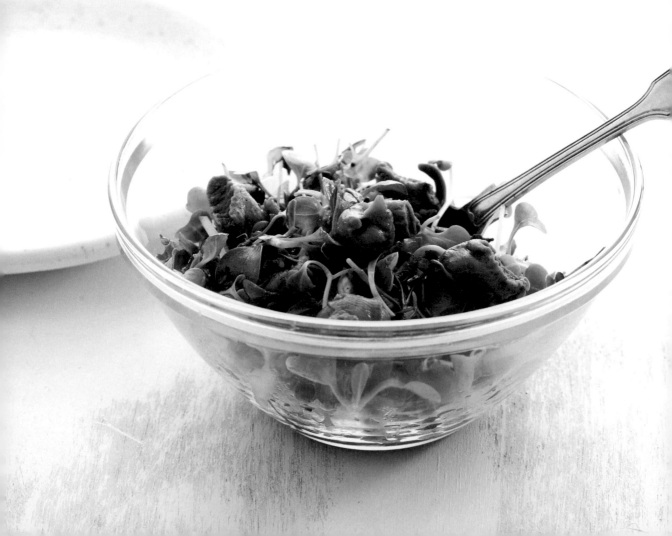

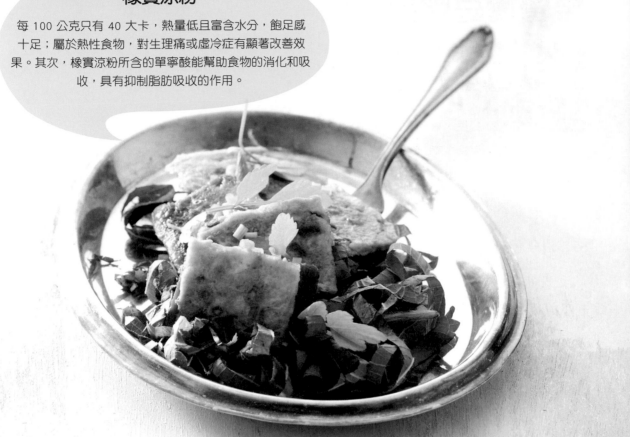

橡實涼粉

每 100 公克只有 40 大卡，熱量低且富含水分，飽足感十足；屬於熱性食物，對生理痛或虛冷症有顯著改善效果。其次，橡實涼粉所含的單寧酸能幫助食物的消化和吸收，具有抑制脂肪吸收的作用。

低卡涼粉煎餅

　　不論過去還是現在，我回家後的第一件事就是開冰箱，這個習慣至今依舊沒變。有一次我回老家，在冰箱中發現一包咖啡色的粉末，心想「這是什麼？該不會是媽媽皮膚水噹噹的祕訣吧？」接著將它放入水中混勻，並塗在臉上。沒想到，那竟是媽媽準備做給我吃的橡子粉啊！

材料 橡實涼粉 100 公克（可至韓式食材專賣店購買）、雞蛋 1 顆、芹菜適量

作法 ❶ 將涼粉切成方便入口的大小；芹菜切成細絲備用。
　　　　❷ 將雞蛋放入碗裡打散，再將芹菜絲放入，與蛋花攪拌均勻。
　　　　❸ 將涼粉塊裹上蛋液，放入鍋中，煎至蛋液凝結後即可食用。

美味 **tip** 如果沒有芹菜，也可改用青蔥，亦很對味。

全營養豆腐韭菜餃

我一如往昔打開電視，看到綜藝節目的藝人們不停喊著「餃子、餃子、餃子、餃子」，手指打開又闔上，他們用手做出餃子形狀，正在玩「餃子遊戲」的划酒拳。而我的十根手指頭下意識地，也跟著反覆闔上又打開……。最後，我因難忍飢餓，完成了這道餃子料理。

材料 豆腐 120 公克、豬絞肉 30 公克、豆芽菜適量、泡菜 1 塊、雞蛋 1 個、韭菜&洋蔥&紅蘿蔔各 10 公克、春捲皮 7 張、芝麻油、海鹽各 1／2 小匙

作法 ❶ 豆芽菜汆燙後取出，瀝乾水分；泡菜用冷水稍微沖洗即可。
❷ 將❶和韭菜、洋蔥、紅蘿蔔切成細絲備用。
❸ 將豆腐用廚房紙巾包住按壓，去除水分後搗碎備用。
❹ 將豬絞肉下鍋拌炒至熟，取出放涼備用。
❺ 將❷、❸、❹、雞蛋、芝麻油、海鹽放入碗裡，充分攪拌均勻。
❻ 將春捲皮泡在熱水裡，使其軟化後取出。
❼ 將❺放在❻上捲起，再用蒸鍋蒸熟後，即可食用。

 春捲皮有圓形和四方形兩種，為了好包、不容易破掉，建議用四方形較好。

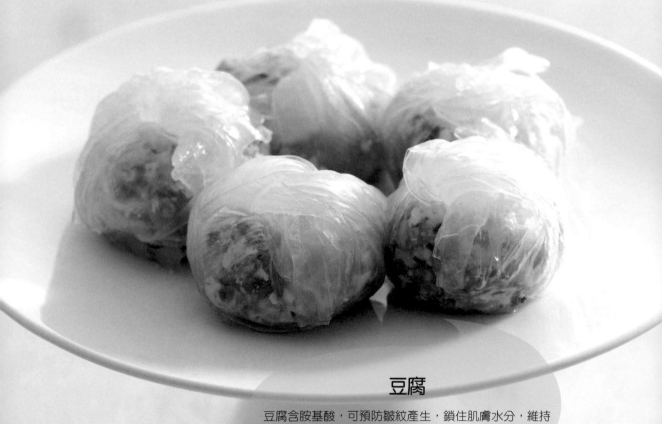

豆腐

豆腐含胺基酸，可預防皺紋產生，鎖住肌膚水分，維持彈力；此外富含大豆異黃酮及維生素，前者能保護肌膚；後者則能快速修復受損的皮膚組織。

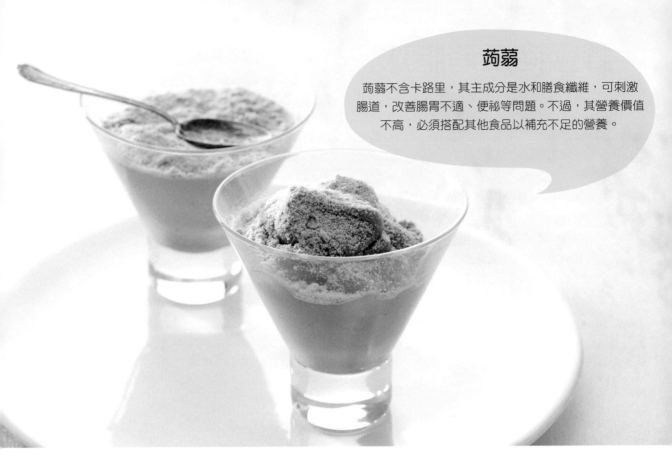

日式黃豆蒟蒻糕

我本來不愛吃血腸和辣炒年糕,但是開始減肥後,卻瘋狂愛上辣炒年糕,我開始以吃「年糕」取代「飯」,結果,不僅吃不飽,也沒變瘦。後來才知道,年糕中含的米量不多,卻含有砂糖等添加物,愛上年糕等於是「糖中毒」,怎麼會這樣呢?唉～我無法拋棄年糕的美味,因此研發這道口感相似,並以香蕉取代砂糖的甜味,熱量卻很低的蒟蒻糕。

材 料 蒟蒻 250 公克、太白粉 3 大匙、糯米粉 2 大匙、海鹽少許、香蕉 1 / 2 根、
清麴醬粉適量、黃豆粉適量、醋少許

作 法 ❶ 將醋倒入滾水中,再將蒟蒻放進鍋中,稍微汆燙後取出,放涼備用。
❷ 將放涼的蒟蒻下鍋拌炒。
❸ 將拌炒後的❷用食物調理機磨成碎泥狀,並放入太白粉、糯米粉、海鹽和香蕉後,
再研磨一次,讓所有食材充分混合均勻。
❹ 將❸放入微波爐中加熱 1 分鐘,取出後攪拌均勻,再放入微波爐中加熱❶分鐘。
❺ 用手隨意將❹剝開成方便入口的大小,沾上清麴醬粉和黃豆粉,即可食用;
也可放在點心杯裡,像布丁一樣挖來吃,亦很美味。

美味
tip
如果想讓外型更漂亮,可先將糕體用保鮮膜包起冷藏,待冷卻後再沾粉食用。此外,為了消除蒟蒻特有的澀味,建議料理前放入滾水中稍微煮過;也可用鹽巴搓洗,消除澀味。

蜂蜜南瓜消脂球

　　某天，朋友突然打電話給我，說心情不好想喝杯燒酒，並明確指定要吃「烤小腸」。烤小腸～～！！減肥的人怎麼能吃烤小腸呢？於是我特別用南瓜和蜂蜜蛋糕做了甜丸子，心想「香甜的蜂蜜蛋糕肯定能幫助朋友減壓」。心情失落只是暫時的，嚐過甜丸子的朋友說：「妳的料理比烤小腸好吃多了，且更紓壓呢～～」

材料 南瓜 1 顆、蜂蜜蛋糕 40 公克

作法 ❶ 將南瓜蒸熟至軟爛；用磨泥器將蜂蜜蛋糕磨碎備用。
　　　　❷ 將蒸好的南瓜搗碎成泥，用手捏成圓球狀。
　　　　❸ 將❷的南瓜球裹上磨碎的蜂蜜蛋糕後，即可食用。

 美味 tip 南瓜屬於高 GI 食物，易增加脂肪的合成率，建議與低 GI 的牛奶一起享用，以降低血糖上升速度。此外，也可以用地瓜取代南瓜料理，一樣美味。

南瓜

富含膳食纖維，脂肪少，有助減肥及預防便祕，也能促進血液循環，排出體內多餘的老廢物質。另外，南瓜特有的果膠有助利尿，可消除水腫。

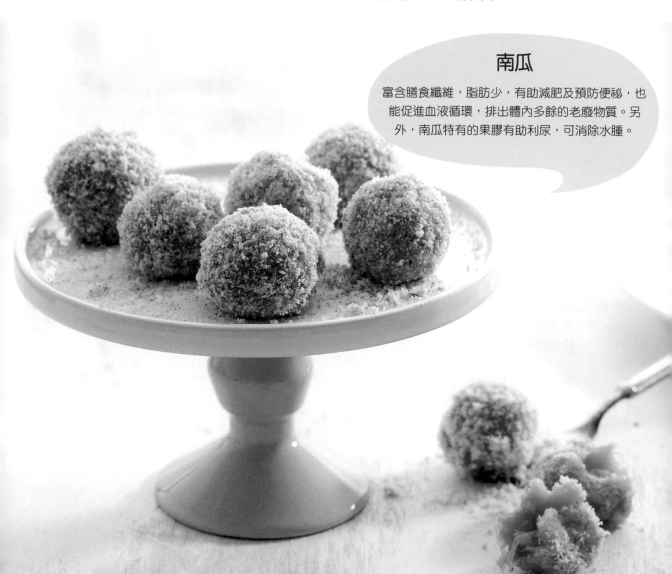

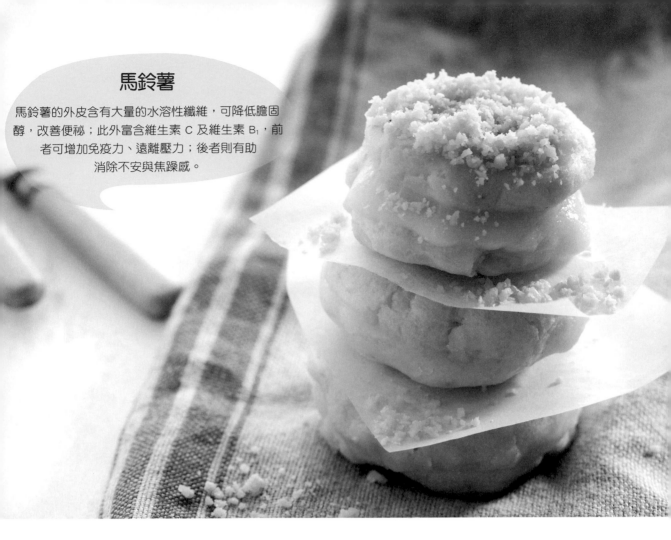

馬鈴薯

馬鈴薯的外皮含有大量的水溶性纖維，可降低膽固醇，改善便祕；此外富含維生素 C 及維生素 B_1，前者可增加免疫力、遠離壓力；後者則有助消除不安與焦躁感。

好心情馬鈴薯煎餅

　　減肥的唯一副作用，就是容易鬱鬱寡歡，經常覺得很 BLUE！其實，並非肚子餓讓人憂鬱，而是大腦裡的血清素不足。因此減肥時，建議大家多吃含有豐富色胺酸的雞蛋、豆腐、香蕉、牛奶、花生、蛤蠣等食物。這就是為什麼我要在馬鈴薯煎餅上灑花生的原因，吃了心情會變好啊！

材料　馬鈴薯 1 顆、低脂起司 1 片、花生適量

作法　❶ 將馬鈴薯蒸熟，取出放涼搗碎成泥狀。
　　　　❷ 將低脂起司稍微切成薄片狀；花生磨成顆粒狀備用。
　　　　❸ 取一些馬鈴薯泥放在手上，將切好的起司放在上面，再捏成圓餅狀。
　　　　❹ 將❸放在平底鍋上稍微煎一下，待起司溶化即可。
　　　　❺ 將花生顆粒隨意灑在煎餅上，即可食用。

 美味 *tip*　可將蒸好的馬鈴薯分成兩份，一份搗碎成泥狀，另一份切成塊狀拌入，享受雙重的口感。

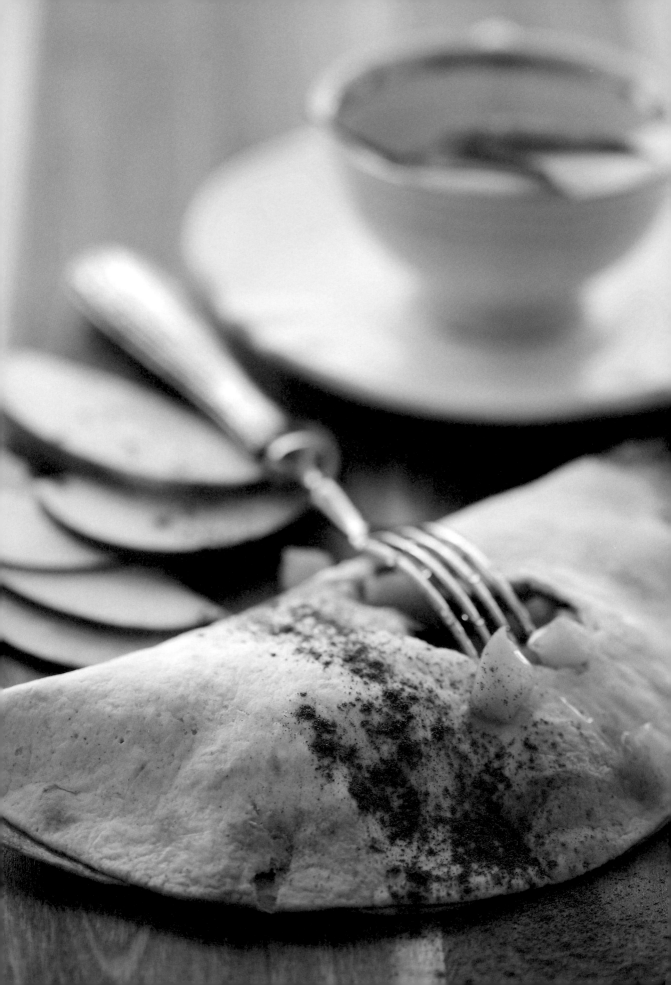

墨西哥高纖蘋果派

賈伯斯曾說：「我不是為了錢而工作，而是認真工作後才變有錢。」權尾珍則說：「我不是為了健康才吃蘋果，而是因為蘋果好吃，所以吃了很多；因為吃了很多蘋果，才變健康。」哈～

材料 墨西哥薄餅 1 張、蘋果 1 / 2 顆、肉桂粉 1 大匙、蛋白 1 個、寡糖 1 小匙

作法
❶ 將蘋果切成小塊狀備用。
❷ 將蘋果塊和寡糖一起下鍋拌炒，再放入肉桂粉炒熟。
❸ 將❷放入墨西哥薄餅裡再對折餅皮，邊緣抹上蛋白，再用叉子壓緊。
❹ 在墨西哥薄餅上方挖洞，放入預熱 180 度的烤箱中烤 10 分鐘，烤至表面略帶焦色後即可食用。

 美味 tip 也可用水餃皮或黑麥麵包代替薄餅；如果使用黑麥麵包，建議先壓扁再料理會更好吃。

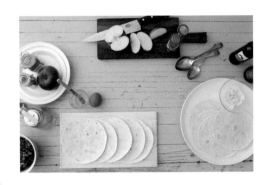

蘋果

含有大量的維生素 C，可提高肌膚的抵抗力，
有助疲勞恢復、提升好膽固醇、降低壞膽固醇數值。
此外，亦含有水溶性纖維質「果膠」，可改善便祕及抑制
食欲。因此，建議早餐前吃半顆蘋果，有助減肥。

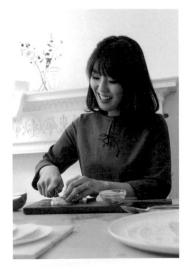

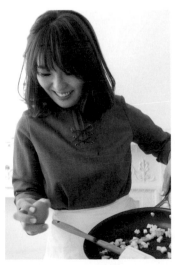

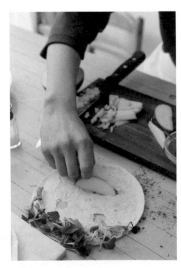

紅燒核桃牛肉煲

　　媽媽特地買國產核桃給我吃，說可以養顏美容。當我打開來後才發現，原來還沒去殼的核桃長這樣，好難剝啊～不久前媽媽 Line 我：「核桃都吃完了嗎？」我回她「嗯～」的表情符號，沒想到媽媽居然傳來生氣的表情符號……（如此不信任我）。於是，我只好回傳自己攤開報紙坐著，努力剝核桃做小菜的照片，以示清白。

材料 牛腱 50 公克、核桃 1 個、蒟蒻 50 公克、大蒜 2 粒、薑 1 根、芝麻油 1／4 小匙、
低鹽醬油 1 大匙、水 3 大匙、梅子醋 1 小匙

作法 ❶ 將牛腱和蒟蒻切成一口大小的塊狀備用。
❷ 將大蒜和薑切成薄片備用。
❸ 將牛腱、蒟蒻、大蒜、薑、低鹽醬油、水和梅子醋一起放入湯鍋中，燉煮至軟爛。
❹ 將核桃放入鍋中，稍微攪拌後關火，再拌上芝麻油即可食用。

美味 tip 事先用滾水稍微汆燙核桃，可消除其生澀味，更好入口。

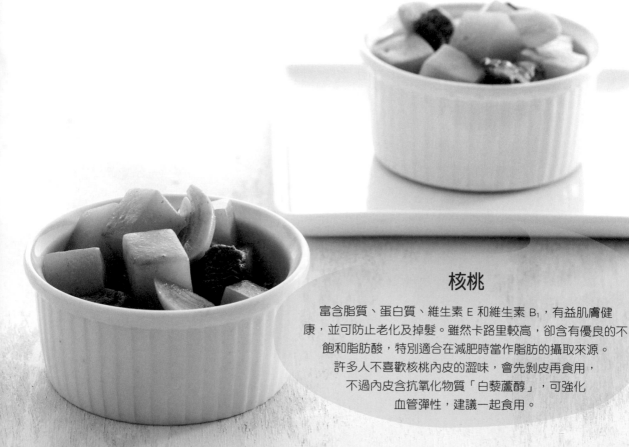

核桃

富含脂質、蛋白質、維生素 E 和維生素 B₁，有益肌膚健康，並可防止老化及掉髮。雖然卡路里較高，卻含有優良的不飽和脂肪酸，特別適合在減肥時當作脂肪的攝取來源。
許多人不喜歡核桃內皮的澀味，會先剝皮再食用，不過內皮含抗氧化物質「白藜蘆醇」，可強化血管彈性，建議一起食用。

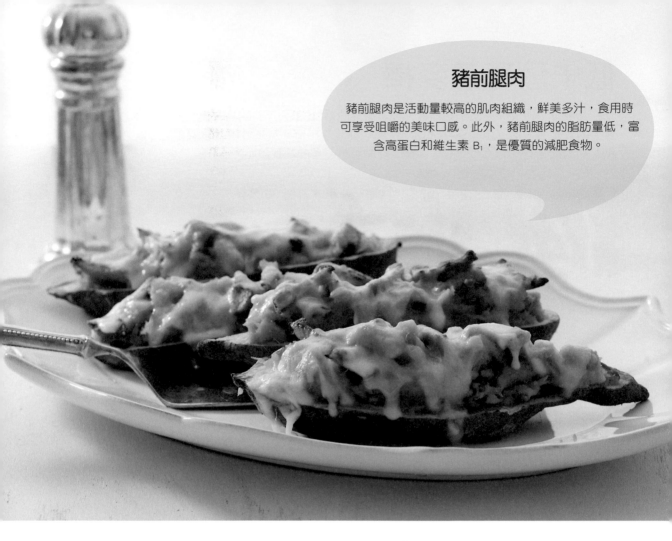

豬前腿肉

豬前腿肉是活動量較高的肌肉組織，鮮美多汁，食用時可享受咀嚼的美味口感。此外，豬前腿肉的脂肪量低，富含高蛋白和維生素 B_1，是優質的減肥食物。

低脂起司豬肉披薩

　　愛上某個人或某樣東西，充分感受對方的愛，再用心體會並改變自己，並使對方為自己改變。減肥、改變飲食習慣等，猶如改變一個人的人生般重要。減肥後，我選擇親近地瓜、南瓜、馬鈴薯等健康食物，偶爾才和披薩、漢堡、炸雞等垃圾食物打交道，於是，我的人生也改變了。

材料 地瓜 1 個、洋蔥 2 個、蘑菇 2 朵、甜椒少許、豬前腿肉 50 公克、低鹽起司 1 又 1／2 片

作法 ❶ 將地瓜帶皮煮熟後切成對半，放涼後將地瓜肉挖出，保留外殼。
　　　　❷ 將洋蔥、蘑菇、甜椒和豬肉切成方便入口的大小，再將全部的材料一起下鍋拌炒。
　　　　❸ 將❶挖出來的地瓜內餡也放入❷中一起拌炒，再回填入地瓜中。
　　　　❹ 低鹽起司切絲後，撒在地瓜上，再放入微波爐中加熱；或是放入預熱 200 度的烤箱中，烤到起司溶化為止，即可食用。

 除了地瓜，也可用南瓜和馬鈴薯等其他根莖類食物代替，亦很對味。

低卡藍莓燕麥棒

　　減肥後，連身分證都必須換掉，因為如果我拿 103 公斤時的身分證出來，根本沒人會相信照片上的人是我，而是看到名字才說：「啊，權尾珍～原來就是妳呀，我真的認不出來。」這是我獻給為我拍全新身分證照片的攝影師，一點小小心意的營養點心。

材料　燕麥 120 公克、藍莓 100 公克、雞蛋 1 顆、寡糖 30 公克、杏仁 20 公克

作法　❶ 將雞蛋和寡糖放入碗中，充分攪拌均勻。
　　　　❷ 將杏仁打碎成細碎的顆粒狀。
　　　　❸ 將碎杏仁顆粒、燕麥和藍莓放入❶中混合攪拌均勻。
　　　　❹ 在烤盤上鋪上烘焙紙，將❸壓成適當大小的塊狀後，擺進烤盤內，彼此保持一定間隔。
　　　　❺ 放到預熱 200 度的烤箱中烤約 13 分鐘，直到外表呈現焦黃色為止，即可食用。

美味 tip　建議分批烘烤，先烤 5 分鐘放涼、再烤 5 分鐘放涼，接著再烤 3 分鐘。
此一作法，不但不會烤焦，還會更加酥脆可口。

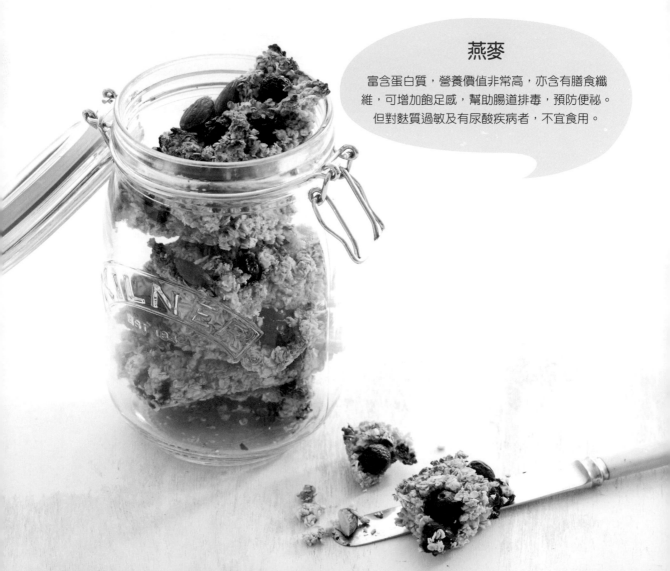

燕麥

富含蛋白質，營養價值非常高，亦含有膳食纖維，可增加飽足感，幫助腸道排毒，預防便祕。但對麩質過敏及有尿酸疾病者，不宜食用。

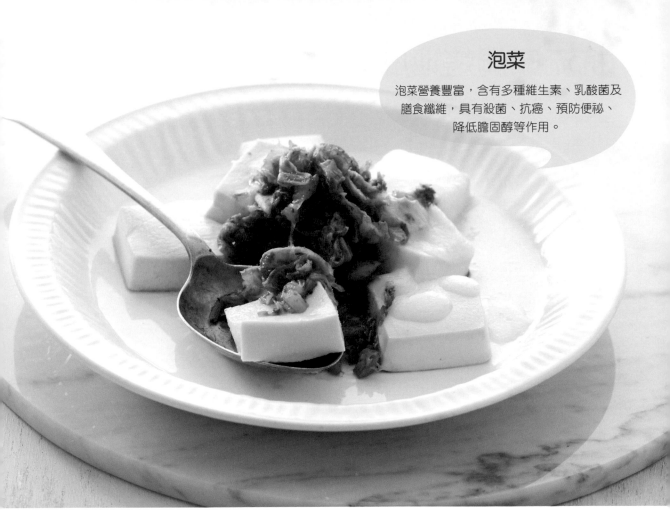

泡菜

泡菜營養豐富，含有多種維生素、乳酸菌及膳食纖維，具有殺菌、抗癌、預防便祕、降低膽固醇等作用。

高酵泡菜豆腐

　　當我好不容易集滿信用卡紅利點數，可以免費看電影時，坐在我旁邊的竟然都是情侶！每當恐怖畫面出現時，女生們總會發出「啊！」的聲音，男朋友就會趕緊抱住她説「沒事，有我在」（好閃～～，太亮了啦～）。可惡，害我看電影的興致都沒了，心情無力又沮喪。對我而言，這道泡菜豆腐上的莫札瑞拉起司軟綿綿的，就像一個大大的擁抱，啊，好好吃呀！

材料 豆腐 1／2 塊、泡菜 1 塊、莫札瑞拉起司 1 大匙

作法 ❶ 將豆腐切塊，鋪在盤子上。
　　　　❷ 將泡菜切成細絲，擺在豆腐上。
　　　　❸ 再將莫札瑞拉起司撒在❷上。
　　　　❹ 放入微波爐中，加熱約 2 分 30 秒，直到起司融化後即可食用。

 建議使用耐油煎的老豆腐，較不易碎。此外，雖然泡菜是富含維生素、乳酸菌和膳食纖維的健康食物，但鈉含量偏高，建議稍微用清水洗過後再吃。

抗流感焗烤地瓜

　　我非常喜歡韓國樂團 Broccoli you too 的這首歌〈盡量別妨礙鄰居〉，旋律簡單易學，能讓我產生莫名的勇氣。每次感到心情沮喪時，我就會大唱這首歌和大吃這道焗烤地瓜，他們是我放鬆紓壓的快樂大補帖。

材 料 地瓜 1 個、牛奶 200ml、低鹽起司 1 片、綠花椰菜適量

作 法 ❶ 將地瓜切成薄片；綠花椰菜切成方便入口的大小備用。
　　　　 ❷ 將❶盛入焗烤盤中，再倒入牛奶；低鹽起司切碎後，均勻撒在烤盤中。
　　　　 ❸ 將❷放入預熱 220 度的烤箱中，烘烤約 8 分鐘，直到表面呈現金黃色為止，即可食用。

美味 tip　將綠花椰菜切成小朵後，放入鹽水中稍微氽燙，再用冷水沖洗，可減少維生素 C 的流失。綠花椰菜梗的營養價值極高，建議一起烹煮食用。

綠花椰菜

富含維生素 A，能消除血液中的活性氧，淨化血液。不過，活性氧會加速老化，而綠花椰菜所含的硒則能中和活性氧，減緩細胞老化。其所含的維生素 C 是檸檬的 2 倍，可預防感冒，對肌膚健康及改善黑眼圈皆相當有益。

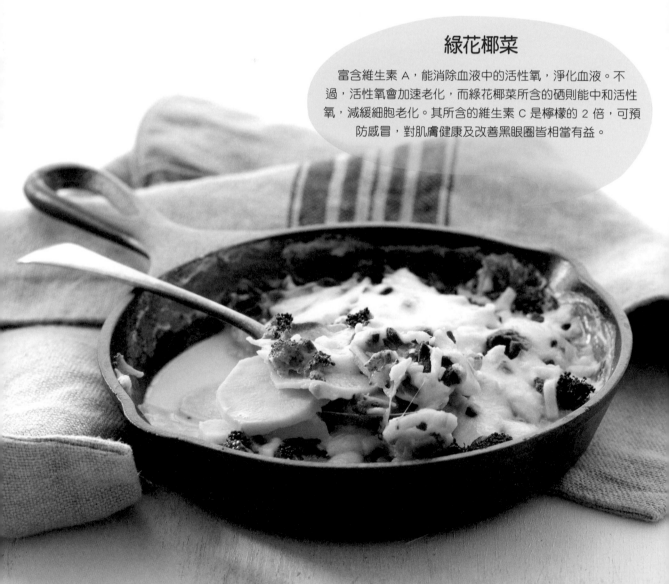

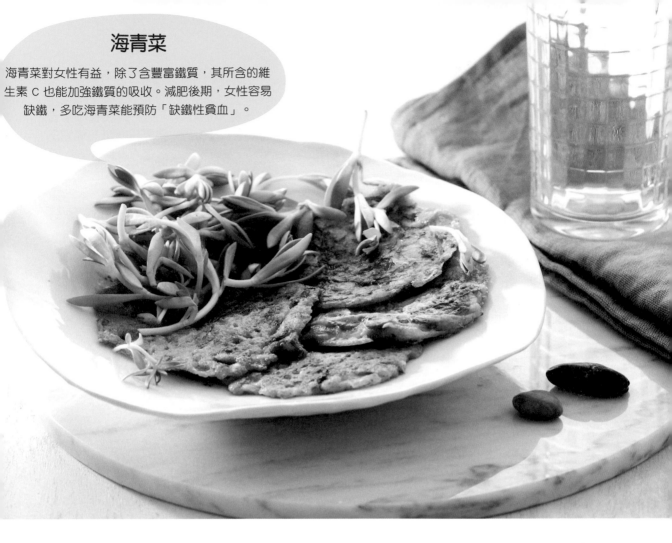

海青菜

海青菜對女性有益，除了含豐富鐵質，其所含的維生素 C 也能加強鐵質的吸收。減肥後期，女性容易缺鐵，多吃海青菜能預防「缺鐵性貧血」。

補血海菜煎餅

　　雖然我愛的是男生，可是每次看到笑容靦腆、愛笑的女生，總會忍不住多瞄一眼，就像看見愛犬延深或小嬰兒時，內心不自覺露出笑容，好可愛啊～～。最近，只要看到健康食材，我也會有相同感受，像是海青菜，光聽它的名字，就讓我充滿活力。

材 料 海青菜 60 公克、蕎麥麵粉 3 大匙、水 5 大匙、海鹽&橄欖油少許、小黃瓜 1 / 2根

作 法 ❶ 將海青菜用流動的水沖洗乾淨，再擰乾水分；將小黃瓜切成細絲備用。
❷ 將蕎麥麵粉、水和海鹽混合在一起，攪拌均勻
❸ 將❶放入❷的蕎麥麵糊中攪拌均勻。
❹ 在平底鍋中倒入一點橄欖油，再將❸放入鍋內，煎成金黃色後即可食用。

美味 tip　海青菜容易出水，因此必須拿捏好水量，以免影響口感。
也可加入白蘿蔔絲，味道會更清爽。

229

健骨南瓜蒸蛋

〈搞笑演唱會〉的美男代表——宋榮吉哥哥，曾經送我一個南瓜娃娃。那是某次我和榮吉哥、金秀榮哥去遊樂園玩，但幾乎所有的遊樂設施我都不能搭乘，因為我的腰圍超過限制範圍的40吋，所以榮吉哥買了南瓜娃娃安慰我。我收下南瓜娃娃後，含淚回家做了這道南瓜料理。

材料 南瓜 1 個、雞蛋 1 顆、牛奶 1 大匙、各種蔬菜（可自行選擇加或不加）

作法 ❶ 將南瓜頂部切個洞，保留南瓜蓋，再用湯匙挖出南瓜籽。
❷ 將牛奶和雞蛋放入碗中打散均勻。
❸ 將喜愛的蔬菜切成方便入口的大小備用。
❹ 將❷和❸放入挖空的南瓜裡，再蓋上南瓜蓋，並用蒸鍋蒸約 15 分鐘。

美味 tip 可搭配綜合生菜一起食用，別有一番風味。

牛奶

牛奶所含的膠原蛋白屬於蛋白質的一種，能和鈣質、維生素 B_2 一起作用，達到強健骨骼、預防骨質疏鬆症的功效。此外，只要血液中的鈣質濃度高，便會阻斷體內的脂肪累積，幫助減肥。

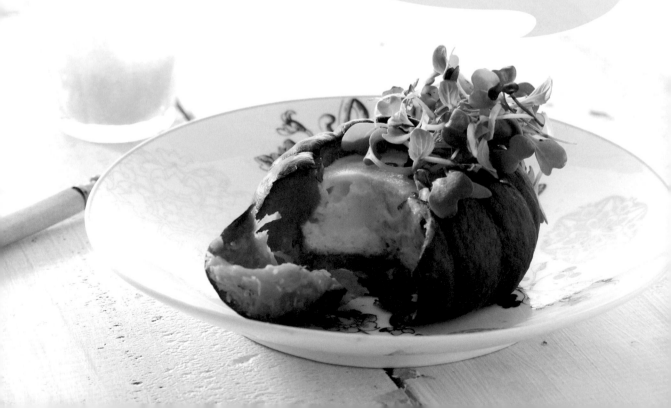

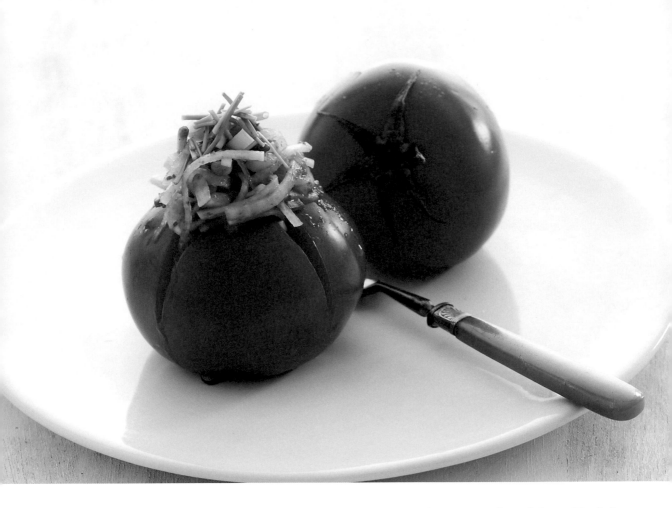

低鹽泡菜番茄

　　我非常喜歡泡菜，喜歡到在租屋處買了一個泡菜冰箱，方便自己做來吃。但開始減肥後，我不僅要調整鹽分攝取量，還必須少吃泡菜。為此，我特別研發這道番茄泡菜。相較於一般泡菜，番茄泡菜清脆可口，口味也較不刺激，其清脆的口感和番茄特有的香氣，能有效抗壓。

材料　番茄 1 顆、辣椒粉 1 大匙、珠蔥 1 根、芹菜 2 根、白蘿蔔 20 公克、梅子醋 1 大匙

作法　❶ 在番茄上切十字，稍微切開。
　　　　❷ 將白蘿蔔切絲；珠蔥和芹菜切成方便入口的大小備用。
　　　　❸ 將辣椒粉和梅子醋放入碗裡，再拌入白蘿蔔、蔥和芹菜。
　　　　❹ 將❸放在切十字的番茄上方，即可食用。

番茄要選蒂頭新鮮、果皮有彈力、顏色深且有光澤的。建議使用未完全熟成的番茄製作，可避免甜度過高且較新鮮。比起大番茄，200 公克左右的中型番茄最適合用來料理。

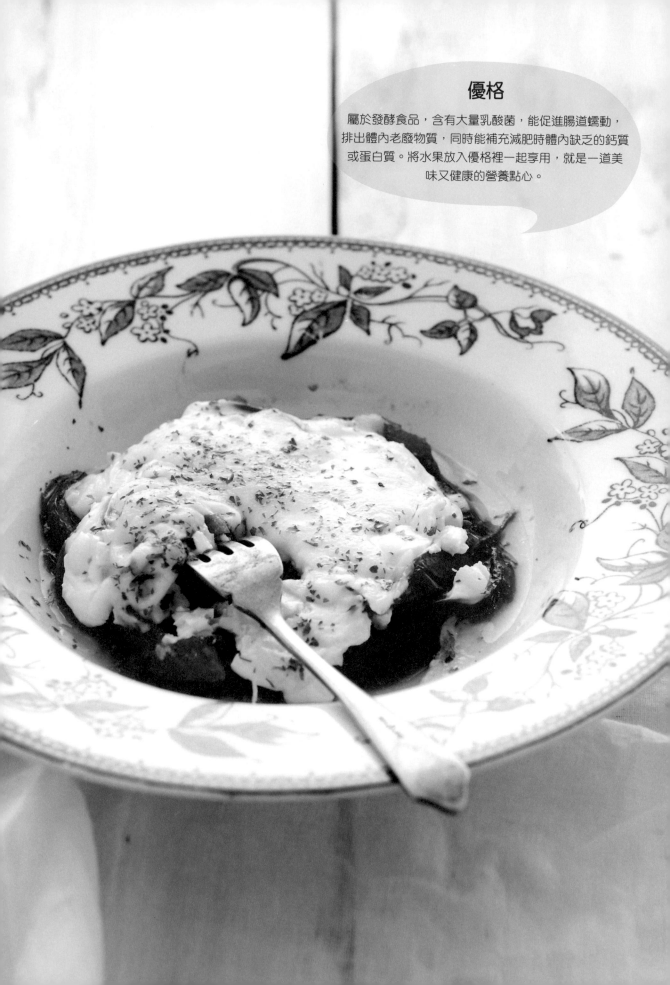

優格

屬於發酵食品，含有大量乳酸菌，能促進腸道蠕動，排出體內老廢物質，同時能補充減肥時體內缺乏的鈣質或蛋白質。將水果放入優格裡一起享用，就是一道美味又健康的營養點心。

烤優纖紅番茄

　　第一次的新鮮感，那份心情總令人悸動與難忘。「新鮮」能使「首度問世」、「尚未成熟」、「不完全」等意義更上一層樓。這是我買下人生第一台烤箱那天，急著想料理什麼而問世的第一道菜！既新鮮又令人悸動，光聽就讓人心跳不已的「第一次」。初戀、第一個道歉、還有我的第一個烤箱。嘻嘻～～～

材料　番茄 1 顆、原味優格 1 杯、低鹽起司 1 片、香草粉少許

作法　❶ 將番茄切片；起司切成細絲備用。
　　　　　❷ 將起司絲放入優格中混合均勻。
　　　　　❸ 將❷放到切好的番茄上。
　　　　　❹ 撒上香草粉，放入預熱 200 度的烤箱中烤 10 分鐘，直到起司完全溶化，即可食用。

美味 tip　番茄不要切得太薄，才會好吃又有口感。

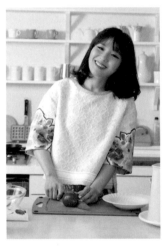 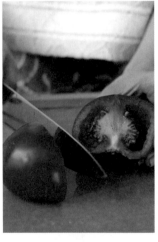

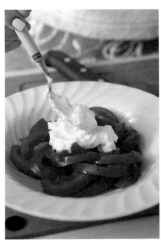 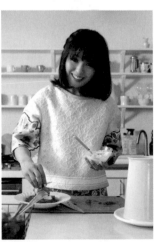

抗氧番茄沙拉

　　雖然，我現在穿得下白褲子，但我不只要「穿得下」，還要「穿得很時尚」。於是，我高喊「加油」，並擬訂減肥菜單，嶄新日子就此開始，這道菜就是那份菜單中的沙拉料理。時間慢慢過去，現在的我早已能穿白褲子出門了。

材料 　小番茄 15 顆、綜合生菜適量、洋蔥 1 / 8 個

作法 　❶ 將小番茄去蒂，劃十字後用滾水稍微汆燙一下。
　　　　　❷ 將綜合生菜以冷水洗淨，再瀝乾水分備用。
　　　　　❸ 將洋蔥泡入冷水中，去除嗆辣味後剁碎備用。
　　　　　❹ 將小番茄、洋蔥和綜合生菜盛入碗裡，即可食用。

美味 *tip*　將番茄汆燙後，去除外皮再料理，可讓醬料更容易入味。

+自製低脂沙拉醬

❶ 東方油醋醬
　醬油 3 大匙、橄欖油&檸檬汁&芝麻鹽&梅子醋各 1 大匙、蒜末 2 小匙、醋 1 小匙、海鹽&胡椒粉少許

❷ 蜂蜜優格醬
　原味優格 1 / 2 杯、檸檬汁 1 大匙、蜂蜜 1 大匙、巴西里末 1 小匙

❸ 新鮮檸檬醬
　檸檬汁 1 大匙、橄欖油 1 大匙、海鹽和胡椒粉少許

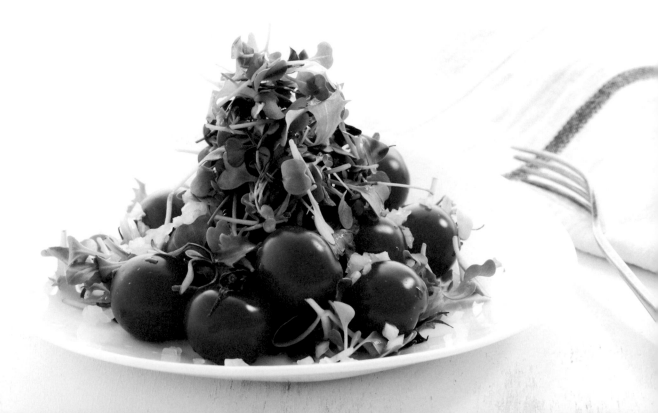

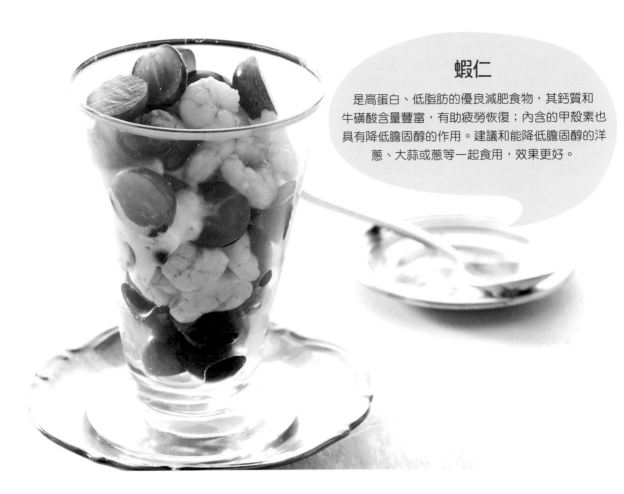

美顏涼拌葡萄蝦

　　我從小到大除了「豬」這個綽號外，也曾被叫「蝦子」，因為我常駝背走路。其實，在我眾多的綽號中，唯一喜歡的就是「葡萄」。因為我姓「權」，所以叫「權葡萄」。我覺得一粒粒緊密相連的葡萄很可愛，所以才特別喜歡這個綽號。來我家玩吧～～我們一起吃這道料理：）

材料 蝦仁 150 公克、葡萄 12～15 粒

醬料材料 豆腐美乃滋 2 大匙、洋蔥末 1／2 小匙、檸檬汁 1 大匙、橄欖油 1 大匙、胡椒粉少許

作法 ❶ 將蝦仁用滾水汆燙後，再用冷水沖洗，瀝乾水分備用。
　　　 ❷ 將葡萄洗淨後對切備用。
　　　 ❸ 將製作醬料的材料放入碗裡混合，再放入蝦仁和葡萄攪拌均勻。
　　　 ❹ 再把❸放入漂亮的玻璃杯中，即可享用。

美味 tip 建議使用軟皮葡萄，並連皮一起吃。如果使用硬皮葡萄，記得要剝皮，單純食用果肉就好。蝦殼和蝦尾含有大量鈣質，建議一起食用。

小黃瓜排毒沙拉

　　凌晨時分，我正看著電影〈愛正好〉，這部片從一開始就令人感覺很舒服。它不僅讓我反躬自省，也讓我再次感受到，有人總是設身處地為我著想，真的是一件很幸福的事。就像這道再晚吃，隔天也不用擔心水腫、發胖的小黃瓜沙拉，就是這麼貼心！

材料　小黃瓜 1 / 3 根、紅甜椒 1 / 3 個、苜蓿芽一把

作法　❶ 用削皮器將小黃瓜和紅甜椒削成薄長片狀。
　　　　❷ 再依序將小黃瓜、紅甜椒擺盤，最後擺上苜蓿芽即可。

美味 tip　自製沙拉醬，美味又健康。選用本篇的醬油淋醬，或 P234 的東方油醋醬，均很適合。

+自製低脂淋醬
醬油淋醬
醬油 2 大匙、洋蔥末和檸檬汁各 1 大匙、芝麻油 1 小匙

小黃瓜

100 公克的小黃瓜只有 9 大卡，是超級低卡食物。此外富含有「鈉清道夫」之稱的鉀，能排出體內的老廢物質和鈉；亦含有維生素 A，能保護肌膚。小黃瓜外皮的苦味是苦瓜素，能促進消化。吃蛋白質食物時，可搭配小黃瓜食用，減少胃的負擔。

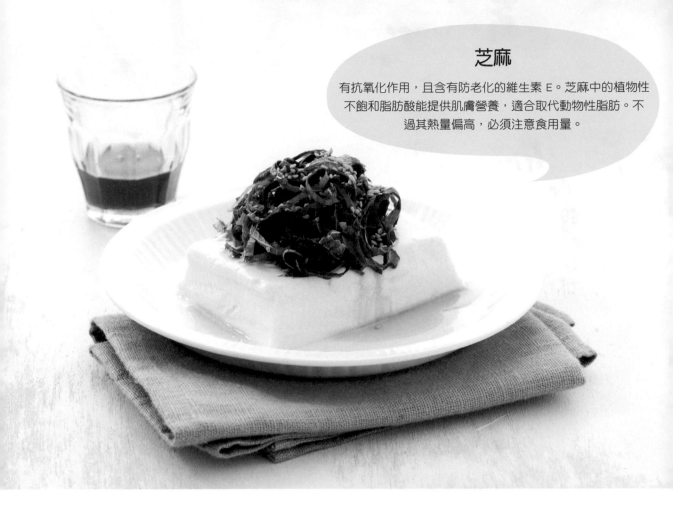

芝麻

有抗氧化作用，且含有防老化的維生素 E。芝麻中的植物性不飽和脂肪酸能提供肌膚營養，適合取代動物性脂肪。不過其熱量偏高，必須注意食用量。

自然風芝麻豆腐

　　我已經習慣吃又鹹、又辣、又甜，且刺激性的食物一輩子了，起初根本無法適應清淡的健康料理，所以才會大量使用帶有香氣的芝麻葉或大蒜等食材，來彌補我口中的味道。不過，嚐過自然的味道後，我原本愛發牢騷、不安，甚至是愛抱怨的性格，竟然都消失了。沒想到，對溫和又清淡的食物產生感情後，連性格也變得純潔和善，真是奇妙又意外的收獲。

材 料 嫩豆腐 1 / 2 塊、芝麻葉 5 片

醬料材料 芝麻 1 小匙、芝麻油 1 / 2 小匙、蒜末 1 / 2 小匙

作 法 ❶ 芝麻葉切成細絲備用。
❷ 將嫩豆腐、製作醬料的材料和芝麻葉充分混勻後，即可食用。

美味 *tip*　建議使用嫩豆腐，口感較佳。此外，分量及口味皆可依個人喜好調整。

芹菜 & 甜菜根

　　芹菜富含膳食纖維，且醣類和脂質含量低，也具有利尿及鎮定美白皮膚的功效，是有效維護身體健康的天然食材。此外，芹菜亦含有褪黑激素，能緩解失眠。

　　甜菜根熱量低、脂肪少，也含有大量鐵質，對紅血球生成及調節血液機能很有幫助，可預防貧血；豐富的纖維質可預防及治療便祕，減少壞膽固醇，抑制脂肪肝。

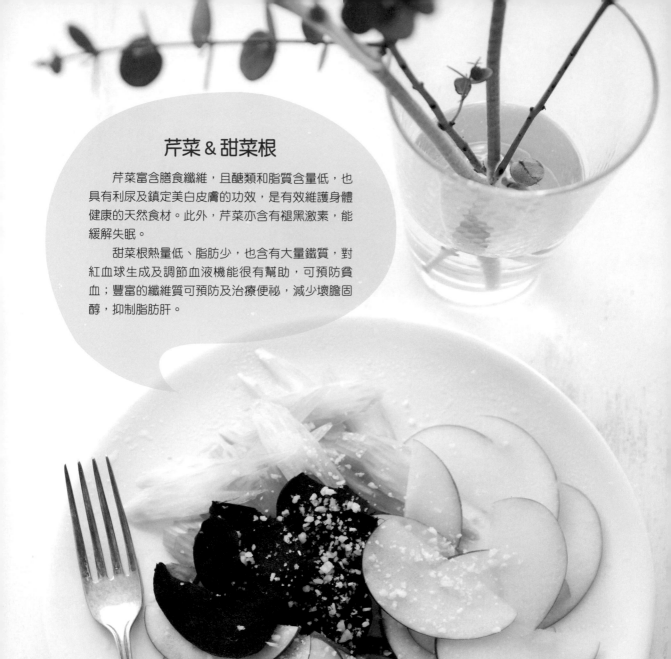

抗癌甜菜根蘋果沙拉

某天家裡停水，連我買回來的礦泉水也全部喝完了，此刻我卻非常口渴，剛好看到買回來很久卻一直沒吃的甜菜根和芹菜。於是，我利用甜菜根搭配芹菜和蘋果，再加上清爽的檸檬汁，完成這道新鮮可口的沙拉。甜菜根特有的清甜滋味和芹菜的爽脆口感令我為之驚豔，莫非停水是上天的旨意，為了讓我和這道美味的沙拉相遇？

材料 蘋果 1/2 顆、甜菜根 1 個、芹菜 1 根、檸檬汁 1 大匙

作法 ❶ 摘除芹菜上的芹菜葉，再用削皮器將外皮較粗的纖維質削掉後，切段備用。
❷ 將蘋果和甜菜根切絲，或切成薄片備用。
❸ 將❷和❶相互混合後，再拌入 1 大匙的檸檬汁醃 5 分鐘，即可食用。

+自製低脂沙拉醬

❶ 優格芝麻醬
低脂原味優格 1 / 2 杯、芝麻 1 大匙

❷ 酸味橄欖油醬
檸檬汁 1 大匙、橄欖油 1 大匙、醋 1 小匙、胡椒粉少許、巴西里末 1 / 2 小匙

❸ 蜂蜜杏仁醬
蜂蜜 1 大匙，杏仁末 1 / 2 大匙

自製沙拉，
美味又健康！

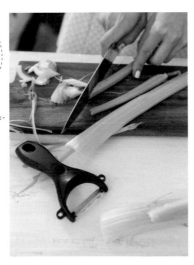
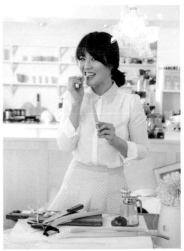

護眼紅蘿蔔豬排

　　現在，許多人看到我都會產生「哦～妳也會翹腳？」、「哦～妳會蹲坐？」、「哦～妳也有鎖骨？」的疑問。肥胖時期所認識的他們，對於我現在的樣貌感到陌生又不可思議；其實，我也對自己的「改變」感到不可思議。以前愛吃外食的我，如今十分熱愛下廚！今天又要煮什麼呢？我有種今天的料理也會大成功的預感！

材料 紅蘿蔔 1 / 2 根、豬前腿肉 70 公克、藍莓 1 大匙、杏仁 10 顆、肉桂粉 1 小匙

作法 ❶ 將豬肉汆燙後，切成方便入口的大小備用。
　　　　❷ 將紅蘿蔔切成細絲備用。
　　　　❸ 將豬肉塊、紅蘿蔔絲、藍莓和杏仁盛盤，再撒上肉桂粉拌勻後，即可食用。

紅蘿蔔

　　紅蘿蔔中的 β-胡蘿蔔素能增加肌膚彈力，養顏美容。此外，也富含能促進新陳代謝的維生素 C，及改善黑眼圈和明亮眼睛的膳食纖維和鈣質等。

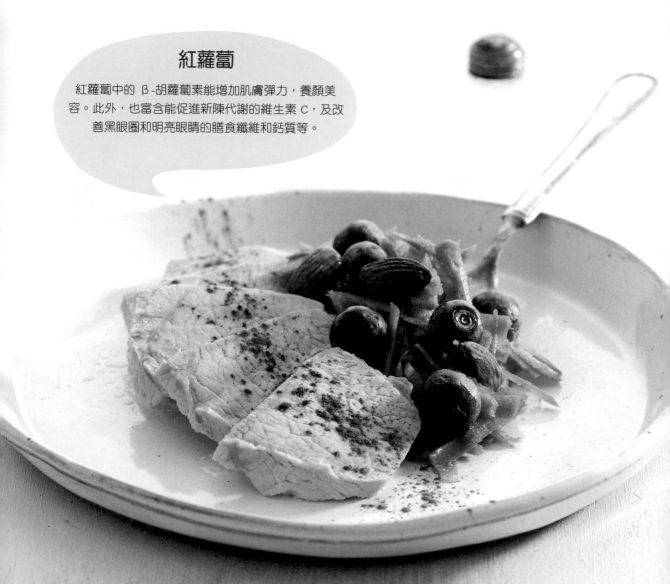

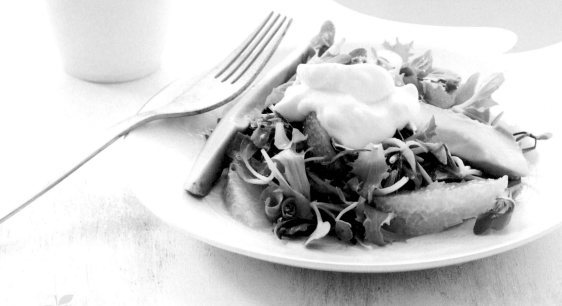

酪梨 & 柳橙

酪梨含礦物質和維生素，能養顏美容，其豐富的鉀亦有助於排出鈉。柳橙含豐富的維生素 C，能抗氧化，達到強化免疫力及淨化血液的作用。

美味 **tip** 注意！由於未熟的酪梨味道苦澀，難以下嚥，請務必使用熟透的酪梨製作沙拉。

柳橙酪梨甜沙拉

隨著料理成為我的嗜好和專長後，我也開始學習更正確的飲食觀念。在讀到關於「酪梨」的故事時發現，其魅力會依熟成度和搭配材料的不同，而有天差地別的差異。這道料理是我想著酪梨神秘的嫩綠色，以及如女神般的橙柳色所完成的沙拉。

材料 柳橙 1 / 2 個、酪梨 1 / 2 個、綜合生菜適量

作法 ❶ 剝掉柳橙皮，取出果肉並切片備用。
❷ 將酪梨切成和柳橙差不多的大小備用。
❸ 將綜合生菜洗淨後，瀝乾水分。
❹ 再將綜合生菜鋪在盤子上，依序擺上柳橙及酪梨，並淋上沙拉醬，即可食用。

+自製低脂沙拉醬
❶ 優格堅果醬
原味優格 3 大匙、杏仁片 1 小匙
❷ 檸檬梅子醬
梅子醋 2 大匙、葡萄籽油 1 大匙、檸檬汁 1 大匙

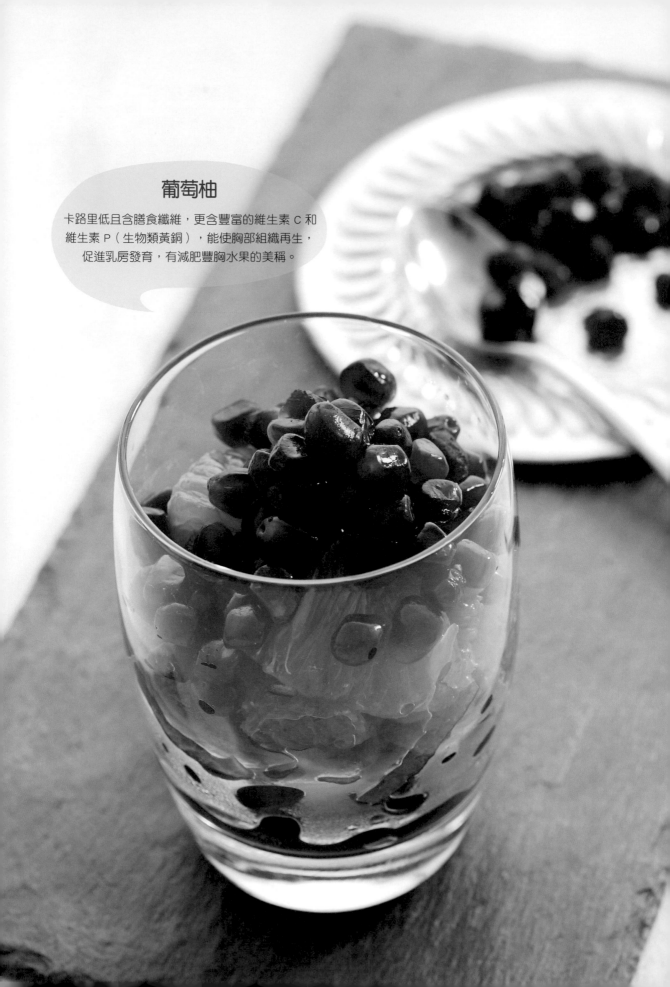

葡萄柚

卡路里低且含膳食纖維，更含豐富的維生素 C 和
維生素 P（生物類黃銅），能使胸部組織再生，
促進乳房發育，有減肥豐胸水果的美稱。

香柚石榴美胸沙拉

　　以前吃飯時，我的食物總會撒出來；或刷牙刷到一半，牙膏滴在鼓起的肚子上，因為我的肚子比胸部還要突出。我以為，我的胸部因家族遺傳，還算豐滿，沒想到瘦下來後，連胸部也縮水了……。我聽說葡萄柚有豐胸效果，所以特別研發這道料理。拜此所賜，至少能守住我的胸圍。太好了哈哈哈～～

材料 葡萄柚 1 顆、石榴 1 / 2 個、黑豆適量

作法 ❶ 將黑豆泡水後，再用滾水煮熟。
　　　　❷ 剝掉葡萄柚皮，僅取出果肉後切片備用。
　　　　❸ 將石榴果肉取出，並與葡萄柚、黑豆盛盤後，即可食用。

+自製低脂沙拉醬

❶ 優格堅果醬
　原味優格 3 大匙，杏仁片 1 小匙

❷ 檸檬梅子醬
　梅子醋 2 大匙，葡萄籽油 1 大匙，檸檬汁 1 大匙

石榴&黑豆

石榴中含有能促進乳腺發育的女性荷爾蒙；而黑豆的蛋白質和植物性雌激素，則能促進女性荷爾蒙分泌，有助乳房成長。

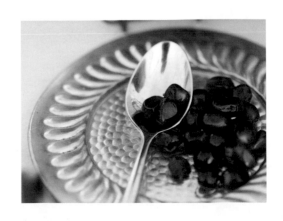

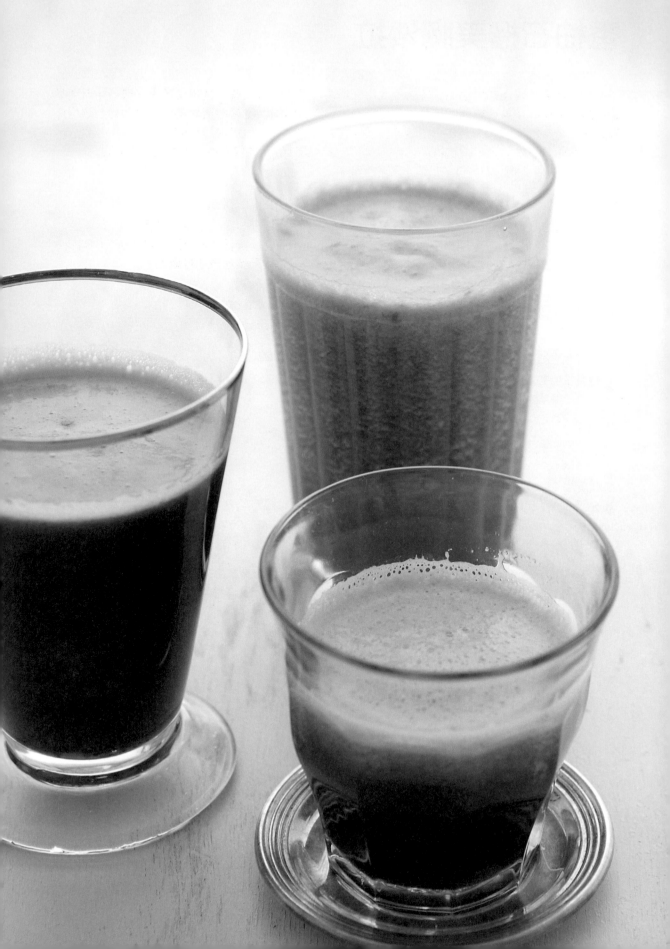

超燃脂排毒蔬果昔

我想是神的旨意，讓我與「排毒蔬果昔」相遇。**「排毒蔬果昔」能排出體內毒素，並促進新陳代謝和血液循環，達到消除便祕、減肥瘦身、增進免疫力、改善膚質等功效。** 雖然必須經過採買蔬果，處理後再水煮、保存，最後再打成汁等繁瑣的步驟，但持之以恆的結果，就是每個人都會說「妳變漂亮了」。本篇的蔬果昔食譜，是助我減肥成功的最強武器，請和我一起品嘗吧！

❀ 健髮黑豆昔
材料 香蕉 1 根、黑豆 3 大匙、菠菜 4 片
作法 事先將黑豆泡半天水後煮軟；再將所有的材料放入調理機中打成泥。

❀ 代謝力UP果昔
材料 紅葡萄 200 公克、紫高麗菜 50 公克
作法 先將食材清洗乾淨；再將所有的材料放入調理機中打成泥。

❀ 抗倦蔬果昔
材料 鳳梨圈 1 片、番茄 1 顆、草莓 5 顆、青花菜 1 / 2 棵
作法 先將綠花椰菜汆燙，瀝乾水分備用；將所有的材料放入調理機中打成泥。

❀ 女神蘋果昔
材料 蜂蜜 1 大匙、蘋果 1 / 2 顆、橘甜椒 1 / 2 個、番茄 1 顆
作法 先將食材清洗乾淨；再將所有的材料放入調理機中打成泥。

❀ 活力綜合果昔
材料 葡萄柚 1 / 2 顆、紅蘿蔔 1 / 3 根、番茄 1 顆、藍莓 1 大匙
作法 先將食材清洗乾淨；再將所有的材料放入調理機中打成泥。

❀ 消腫蔬果昔
材料 番茄 1 顆、紅蘿蔔 1 / 2 根、羽衣甘藍 5 片、梅子醋 1 / 2 小杯
作法 先將食材清洗乾淨；再將所有的材料放入調理機中打成泥。

❀ 全營養蔬果昔
材料 高麗菜 1 把、番茄 1 顆、香蕉 1 / 2 根、青花菜&紅蘿蔔&蘋果各 1 / 4 個、梅子醋適量
作法 先將高麗菜和綠花椰菜汆燙，瀝乾水分備用；再將所有的材料放入調理機中打成泥。

❀ 健體蔬果昔
材料 柳橙 1 顆、紅蘿蔔、甜菜根和生薑各 1 / 2 個、檸檬 1 / 4 顆
作法 先將食材清洗乾淨；除了檸檬，將其餘的材料放入調理機中打成泥，最後擠入檸檬汁。

美味 tip 加入適量的水，可讓調理機轉動更順利。另外，少數人喝蔬果昔後會便祕、起疹子或頭暈目眩等，這是因為每個人的肝臟解毒、免疫力和抗壓性不同，所造成的正常現象。若有上述情形，建議改喝溫熱蔬果昔並搭配乳酸菌或梅子醋飲用，便能解決。請放心飲用吧！

仿效老姐的生活，我也意外變瘦了！

　　老姐是個聰明人，從小精通各種才藝：參加繪畫比賽得獎；參加寫作比賽也得獎。她獨佔了爺爺、奶奶的關愛，就連爸媽也以老姐為第一優先；在學校和朋友之間，老姐也是人氣王。為此，我很喜歡招惹老姐，但比起身材魁梧的她，我太矮小，礙於懸殊的體重差異，我總是被老姐撲倒，投降求她饒我一命，以結束爭吵。

　　其實，我非常羨慕這樣的老姐，所以從小她做什麼，我就做什麼。國小時，老姐被選為全校會長，而我也在升上六年級那年，拼命地努力選上全校會長；老姐從存錢筒偷走 500 元、被老媽教訓時，我也從存錢筒裡偷了 1000 元，然後也被老媽罵得狗血淋頭；老姐因視力變差而戴眼鏡時，儘管我視力好得很，卻在檢查視力時謊稱看不到，因為我覺得戴眼鏡的老姐很神氣，我也想戴。**十九歲那年，和老姐一起來到首爾生活，我依舊效仿老姐，因此我也跟著變胖了。**

　　我一直以為我是吃不胖的體質，就算狂吃高熱量食物還是很瘦，爸媽看到我這個始終吃不胖的瘦巴巴兒子，也十分擔心。沒想到跟著老姐過著不規律的生活後，不到兩年，我就被厚厚的脂肪纏上，變成 175 公分、90 公斤的大肥豬。不僅衣服不合身，個性也變得孤僻。伴隨著肥胖的到來，我甚至在軍官考試時，被診斷是患有「白血球數值異常」的血腫體質。

　　跟著老姐一起變胖，害我成為失去健康、脆弱不堪的豬少年。入伍後我在〈搞笑演唱會〉上看到老姐演出的單元〈瘦身女孩〉。我心想：「哦～老姐要減肥？辦不到啦～」。可是，一週一週過去了，看到老姐日漸減輕的體重與身材，我嚇了一大跳；驚嚇之餘，從小效仿老姐的好勝心再度油然而生，於是，我也展開與脂肪間的戰爭。

　　時間就此流逝，當我退伍返家、喊著「忠誠」並與老姐熱情相擁時，原本 103 公斤的老姐竟然變成 51 公斤的嬌小女生，撲進我的懷抱裡。瘦身後，我倆暢所欲言。我們不

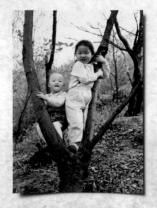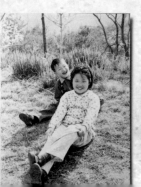

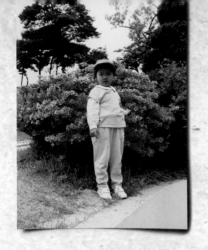

僅吃得更健康，就連去餐廳吃完飯後，也會一起到公園慢跑。我希望除了我之外，能有更多人效仿老姐，我會為大家打氣，加油、加油、加油！

老姐的學人精 **權時俊**

尾珍，妳是爸爸最棒的女兒

妳的第一本書中，只有收錄媽媽的信，令我有些吃味；不論在節目、廣播、訪談或書中，妳總是提到媽媽，這也令我感到有些……喔不，是非常吃味！！所以，當妳拜託我寫封信給妳時，我真的很開心，因為好久沒寫信給女兒了。

妳還是小嬰兒時；妳第一次叫爸爸、媽媽那天；妳從嬰兒車上掉落、身上首次沾到泥土那天；第一次刻印章等瑣碎小事，我都有記錄，並連同照片一起做成回憶錄。沒想到，在這個時候可以派上用場。

尾珍打從一出生起，就圓滾滾的，妳是個既憨厚又乖巧的孩子，所以面對令人操心的弟弟時俊，我經常對他說：「你是我從橋下撿回來的，如果不聽話，就把你還給親生父母！」但這句話，我從未對妳說過，因為根本不需要跟你說，爸爸怎麼捨得把我的寶貝女兒交給別人呢～

就這樣，乖巧的妳某天竟然說想當播音員，而爸爸只希望妳身體健康、擁有一份平凡工作就好，妳雖然嘻皮笑臉地說著妳的夢想，但是爸爸頭一次看到如此堅毅的眼神，我知道你沒有在開玩笑，是真心的。縱使我想勸妳「不可能堅持到最後」，但妳似乎已執意走上這條路，我也無法攔妳了。

爸爸小時候也有夢想，卻礙於爺爺反對，沒辦法實現，至今仍覺得有些遺憾。我不想等妳垂垂老矣時，也有這種感覺，於是說服反對的媽媽，將我最寶貝的女兒送到首爾。女兒啊～妳可知道這需要多大決心？每天，只要沒有聽到妳到家的消息，爸媽根本睡不著。

事實上，並不是我覺得妳會成為令人感到驕傲的女兒，才將妳送去首爾，而是抱持著「讓妳親自去見見世面，之後累了就會回來」的想法。**儘管爸爸無法替妳做些什麼，但我知道，尾珍未來肯定會朝著正確方向努力，對此我深信不疑。**

現在想想，要是妳跟爸爸一樣，是吃不胖的體質，那就糟了！這樣或許就沒有今日的尾珍了。謝謝妳不挑食、給什麼就吃什麼；謝謝妳像變色龍一樣，一再變身；謝謝妳

身體健康；謝謝妳既聰明又懂事。妳總說，比起說妳漂亮，妳更愛別人說妳很有魅力！願妳日後也能秉持這個態度，繼續加油。我愛妳。

不完美、但深愛女兒的 **爸爸**

真誠、努力，妳是媽媽的最愛

女兒呀！人生的內心深處，最重要的就是常保真心，現在的妳，就是因為保有真誠，才成為減肥的代名詞。不論在哪個領域，身為頭號人物是多麼風光的一件事！儘管事後說起來很容易、很簡單，然而遙想當時，卻是何其痛苦。

雖然妳總是問我，這場與自己的減肥戰爭，究竟要戰到何時；也無法理解為何要一輩子與令人怨聲載道的減肥為伍，但妳卻做到了。妳是媽媽的驕傲！妳真的是我親生的嗎？妳著實令人敬畏！可是，我為何會感到如此揪心？

減肥剛結束時，妳為飲食壓力所苦，但現在卻能將那些方法傳授給正飽受痛苦的人們，我的女兒真幸福。

非得緊緊握在手中的東西，並非真正屬於妳；**而是即使妳暫時鬆手，它仍留在妳身邊，才是真正屬於妳的啊！**

願我的女兒尾珍：一輩子都能帶著閃閃發亮的少女眼神、內心能像現在一樣充滿真心。接下來的日子，我們也要相偕攜手、一同奔馳。妳是媽媽永遠的伙伴！我愛妳。

因妳而驕傲、感動的 **媽媽**

我是全家最胖
的人，抱著水
壺是為了減肥。

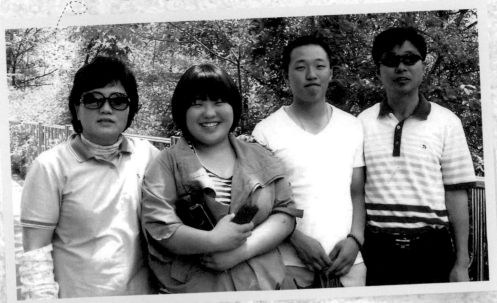

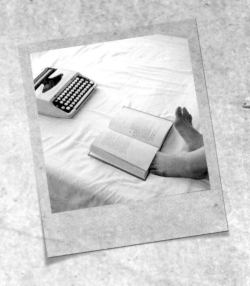

讀者的鼓勵，
是我最大的收穫

現在，我正值美好的 27 歲。

國三時，度過了第一次的青春期；2011 年 7 月人生第一次減肥時，度過了第二次的青春期；去年夏天發行我的第一本書，度過了第三次的青春期；現在撰寫第二本書時，我正過著第四次的青春期。事實上，這本書比原先約定的截稿日還晚了近一個月才交稿。除了工作行程和吃飯時間外，我的屁股幾乎和椅子合而為一，每天專心寫文章、畫插圖，還有讀書。用汗水寫出的挑戰結晶，當然要無懈可擊。

27 年的歲月，一天天過去，越是了解這個世界，越是覺得世上沒有獨自一人能完成的事。我由衷感謝在我身邊、接納我捉摸不定及霸道不講理個性的人，謝謝你們。

權尾珍在 164 公分、103 公斤時，搞笑是她的工作，肥胖是她的武器。靠著嚴苛的減肥餐和運動，她脫胎換骨，現在變成 164 公分、50.5 公斤的權尾珍。儘管減去了 52.5 公斤的體重，但我為自己付出的努力及意志**從各位身上得到的關愛與支持、幸福與快樂、耐心與陪伴等，卻是無法計算公斤數的神聖寶物。**真心謝謝你們將如此至高無上的寶物賜給我。

拜此所賜，即使滑了一跤，我也能站起來；即使跌倒在地，我也能站起來；即使膝蓋磨破了，我也能站起來，再次嘗試。只要想像過去的事、即將到來的故事、首次邂逅的緣分，我的心就會噗通噗通地跳動。

啊！我還要向一些東西道謝。感謝蘋果每日早晨贈送給我的美好瞬間；也要感謝偶爾運動前喝的美式咖啡，加速我的脂肪燃燒；也要感謝當我不開心時，讓嘴裡充滿甜蜜滋味的黑巧克力；感謝從沒故障的筆電，和我一起完成兩本書的寫作工作。（我知道你盡力了！哈哈！）

最後，要對 103 公斤的尾珍說，我會永遠記得妳！

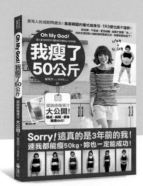

Best of Best!

看完《Oh My God！我瘦了 50 公斤》後，
來自讀者們的「感動大回饋」！

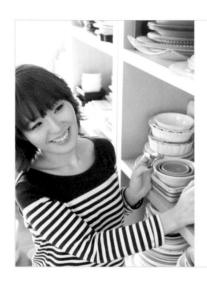

**從小的綽號就是「豬」，
直到胖到呼吸困難，才決心要減肥**

**P23 從小的綽號就是「豬」，
　　 直到胖到呼吸困難，
　　 才決心要減肥**

讀文章時，我心想，「哦，她跟我一樣耶，我也曾這樣過，原來大家都一樣……。」如今她卻變得如此美麗，讓我燃起「我也能做到」的無窮希望。

**為了吃，為了健康！
女孩們，還是「動起來」吧！**

P47 為了吃，為了健康！女孩們，還是「動起來」吧！

看見尾珍小姐哭泣的照片時，令我相當揪心，因為那就像我運動時所感受過的心情。事實上，為了忍受旁人們的耳語，有時我甚至會一個人躲起來。連在一旁觀看我減肥的媽媽，也為我的辛苦感到心疼。尾珍小姐哭泣的模樣好像在喊著「媽媽，我可以放棄嗎？」她的媽媽看到這張照片後，不知道會有多難過呢？

**忍不住想狂吃時，
我用這 9 招預防變成大食怪**

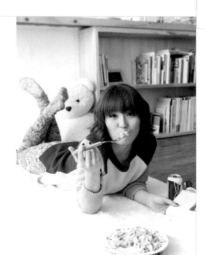

**P78 忍不住想狂吃時，
　　 我用這 9 招預防變成大食怪**

我邊讀邊用紅筆標註重點，《Oh My God！我瘦了 50 公斤》真的收錄了許多減肥朋友或一般人感同身受的苦惱問題，不僅產生共鳴，也十分受用。

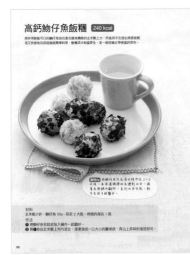

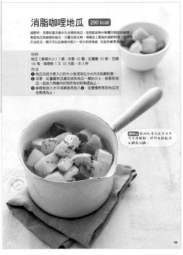

P152 高鈣鮡仔魚飯糰

這道料理適合在忙碌的早晨製作，只要前一晚先準備好炒鮡仔魚，再搭配海苔，5分鐘就完成，簡單又方便。

P155 消脂咖哩地瓜

在家煮咖哩時，我只會注意蔬菜量，將一整碗飯倒入咖哩中，分量會變得十分驚人，這是我從沒想過的事。這道食譜除了常見的蔬菜外，還添加地瓜、豆腐，不僅能減輕身體負擔，還能藉由蔬菜填飽肚子，真是太棒了！

P212 夏日沁涼冰沙

我只用番茄和冰塊打成冰沙，但味道真的令人驚艷！太好吃了。或許嚐過後，大家都會選擇「權尾珍牌冰沙」來取代卡路里高的冰淇淋或飲料吧！想吃冰淇淋或喝飲料時，吃這個最適合了！對正在減肥的人來說，這真的是很棒的創意料理。

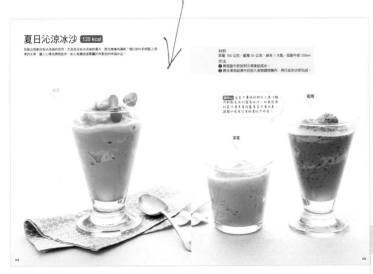

P126 洗澡也是減肥的好時機！
在浴室就能做的瘦身操

我每天都會進行「雙腿打直」的運動，感覺只要在洗頭時做，就能刺激大腿後側肌肉。我相信，只要養成每日運動、伸展的小習慣，一定能雕塑出美麗背影。將減肥生活化，就是最棒的瘦身。

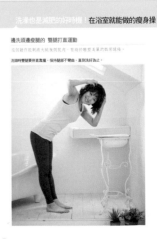

P120 睡前也要動一動！躺著就
能瘦的「睡前瘦身操」

「睡前瘦身操」真的很受用，看起來雖然簡單，實際上卻非常累人，必須使用全身的力量進行。由於能有效雕塑最難瘦的的腹部、臀部、背部，可說是減肥時的必殺武器。

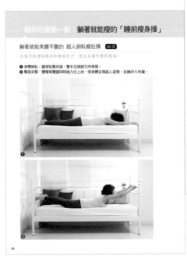

Ｂeauty
愛美麗

愛美麗系列023

我瘦了 50 公斤，不復胖！

【獨家收錄】100 天瘦 20 公斤的權式減肥奇蹟，從青春少女到中年大媽，全都變瘦了
헬스걸 권미진의 성형보다 예뻐지는 다이어트

作　者	權尾珍
譯　者	林育帆
主　編	陳永芬
責任編輯	周書宇
封面設計	張天薪
內文排版	菩薩蠻數位文化有限公司

出版發行	采實出版集團
行銷企劃	黃文慧 ・ 王珉嵐
業務發行	楊筱薔 ・ 賴思蘋 ・ 張世明
會計行政	王雅蕙 ・ 李韶婉
法律顧問	第一國際法律事務所　余淑杏律師
電子信箱	acme@acmebook.com.tw
采實官網	http://www.acmestore.com.tw/
采實文化粉絲團	http://www.facebook.com/acmebook

ISBN	978-986-5683-45-0
定　價	350 元
初版一刷	2015 年 5 月 28 日
劃撥帳號	50148859
劃撥戶名	采實文化事業有限公司
	100 台北市中正區南昌路二段 81 號 8 樓
	電話：02-2397-7908
	傳真：02-2397-7997

國家圖書館出版品預行編目資料

我瘦了 50 公斤，不復胖！【獨家收錄】100 天瘦 20 公斤的權式減
肥奇蹟，從青春少女到中年大媽，全都變瘦了 / 權尾珍作；林育帆
譯 . -- 初版 . -- 臺北市：采實文化，2015.05
　面；　公分 . --（愛美麗系列；23）

ISBN　978-986-5683-45-0（平裝）
1. 減重　2. 食譜　3. 健康法

411.94 104003365

헬스걸 권미진의 성형보다 예뻐지는 다이어트
Copyright © 2014 by Kwon, Mi Jin
All rights reserved.
Original Korean edition was published by Chosun News Press
Complex Chinese(Mandarin) Translation Copyright © 2015 by ACME Publishing Ltd
Complex Chinese(Mandarin) translation rights arranged with
through AnyCraft-HUB Corp., Seoul, Korea & M.J AGENCY

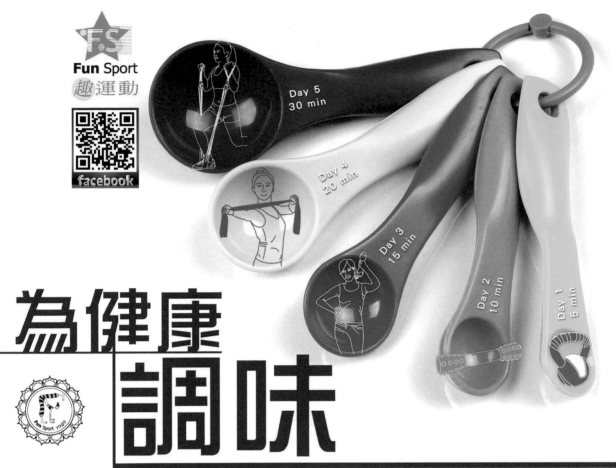

Fun Sport 趣運動

Fun Sport Yoga

為健康 調味

生活習慣與體態會影響未來二、三十年的健康狀況，
運動除了對心臟有益外，對整體的健康狀況都有幫助。

運動器材要善變，調出對味的樂趣！

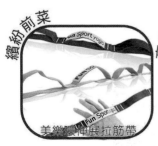

甜蜜曲線
愛動派環保瑜珈墊

腿療推薦
滾動力按摩滾輪棒

辣馬甲線
腹激力
拉扭馴腹人魚機

苦練蜜臀
美腿漫步機

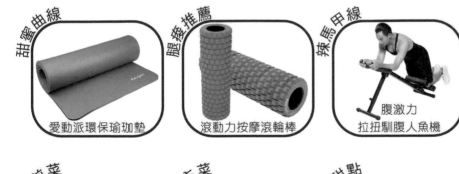

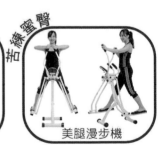

繽紛前菜
美樂曼神展拉筋帶

豪華主菜
專業競速飛輪車

簡約甜點
變形雙俠
雙用按摩滾棒

盡興小飲
超勇彈力舒展機

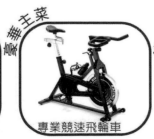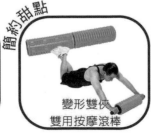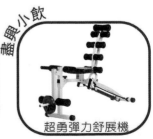

地址：新北市中和區中山路2段327巷7號2樓　　電話：(02)2240-8168　　網址：www.funsport.com.tw

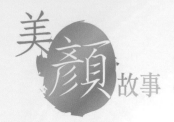

美顏故事 專櫃級保養成分

機能隱形面膜

 迅效滲入　　 超釋水力　　 透氣服貼

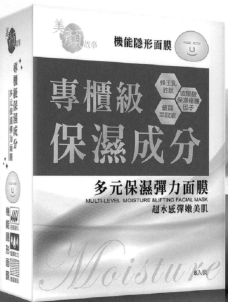

專櫃級 保濕成分
多元保濕彈力面膜
MULTI-LEVEL MOISTURE &LIFTING FACIAL MASK
超水感彈嫩美肌
Moisture B入裝

＊彈嫩美肌

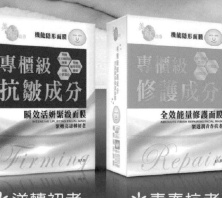

專櫃級 抗皺成分
瞬效活妍緊緻面膜
INTENSIVE LIFTING FACIAL MASK
緊緻亮妍逆轉初老
Firming

＊逆轉初老

專櫃級 修護成分
全效能量修護面膜
ABSOLUTE FINISH REPAIRING FACIAL MASK
緊透潤青春抗老
Repair

＊青春抗老

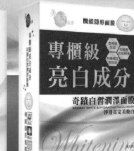

專櫃級 亮白成分
奇蹟白皙潤澤面膜
RADIANT WHITE & HYDRATING FACIAL MASK
滲透完定美臉白
Whitening

＊完美煥白

---

 1. 清潔肌膚後取出面膜，將珍珠膜朝外直接敷於臉部

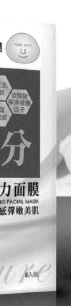 2. 調整至臉型最佳位置後將珍珠膜由左往右取下

 3. 約15-20分鐘後取下，以指腹按摩幫助肌膚吸收，再接續日常保養程序，將保養成分鎖在肌膚內

南市衛粧廣字第1030800009號

實際價格依各通路公告價格為準

販售通路：
全聯福利中心　mo momo富邦購物網　POYA寶雅
7NET　樂天ICHIBA　博客來　PostMall

齊聲按 👍 賺好康！

 facebook 美顏故事粉絲團 🔍

◀也可用手機上網加入喔!!

 統欣生物科技(股)公司
Uni-TongXin Biotech Co.,Ltd.

消費者服務專線:0800-678600
網址:www.unibiotech.com.tw

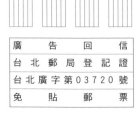
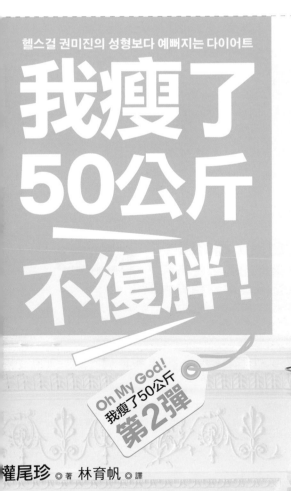

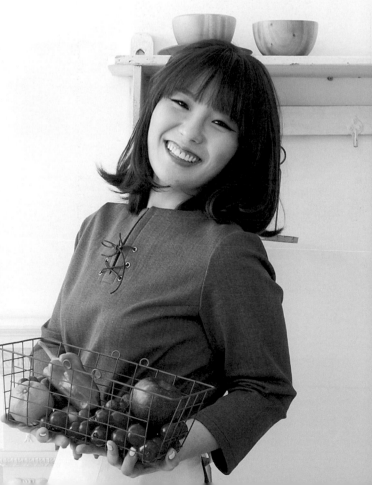

헬스걸 권미진의 성형보다 예뻐지는 다이어트

我瘦了
50公斤
不復胖！

Oh My God!
我瘦了50公斤
第2彈

權尾珍 ◎著　林育帆 ◎譯

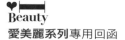
系列：愛美麗 023

書名：我瘦了 50 公斤，不復胖！

【獨家收錄】100 天瘦 20 公斤的權式減肥奇蹟，從青春少女到中年大媽，全都變瘦了

헬스걸 권미진의 성형보다 예뻐지는 다이어트

讀者資料（本資料只供出版社內部建檔及寄送必要書訊使用）：

1. 姓名：

2. 性別：□男　□女

3. 出生年月日：民國　　　年　　　月　　　日（年齡：　　　歲）

4. 教育程度：□大學以上　□大學　□專科　□高中（職）□國中　□國小以下（含國小）

5. 聯絡地址：

6. 聯絡電話：

7. 電子郵件信箱：

8. 是否願意收到出版物相關資料：□願意　□不願意

購書資訊：

1. 您在哪裡購買本書？□金石堂（含金石堂網路書店）□誠品　□何嘉仁　□博客來
　□墊腳石　□其他：＿＿＿＿＿＿＿＿＿＿＿（請寫書店名稱）

2. 購買本書日期是？＿＿＿＿年＿＿＿＿月＿＿＿＿日

3. 您從哪裡得到這本書的相關訊息？□報紙廣告　□雜誌　□電視　□廣播　□親朋好友告知
　□逛書店看到　□別人送的　□網路上看到

4. 什麼原因讓你購買本書？□喜歡作者　□對瘦身有興趣　□被書名吸引才買的　□封面吸引人
　□內容好，想買回去試試　□其他：＿＿＿＿＿＿＿＿＿＿＿＿＿＿＿＿＿（請寫原因）

5. 看過書以後，您覺得本書的內容：□很好　□普通　□差強人意　□應再加強　□不夠充實
　□很差　□令人失望

6. 對這本書的整體包裝設計，您覺得：□都很好　□封面吸引人，但內頁編排有待加強
　□封面不夠吸引人，內頁編排很棒　□封面和內頁編排都有待加強　□封面和內頁編排都很差

寫下您對本書及出版社的建議：

1. 您最喜歡本書的特點：□圖片精美　□實用簡單
　　　　　　　　　　　□包裝設計　□內容充實

2. 您最喜歡本書中的哪一個單元？原因是？

＿＿＿＿＿＿＿＿＿＿＿＿＿＿＿＿＿＿＿＿＿＿

＿＿＿＿＿＿＿＿＿＿＿＿＿＿＿＿＿＿＿＿＿＿

3. 您最想知道哪些美容瘦身的相關資訊？

＿＿＿＿＿＿＿＿＿＿＿＿＿＿＿＿＿＿＿＿＿＿

4. 未來，您還希望我們出版什麼方向的工具類書籍？

＿＿＿＿＿＿＿＿＿＿＿＿＿＿＿＿＿＿＿＿＿＿